健康·智慧·生活丛书

喝水是纯天然的补养

董俊杰 主编

中国纺织出版社

图书在版编目（CIP）数据

喝水是纯天然的补养 / 董俊杰主编. — 北京：中
国纺织出版社，2016.4 （2024.1重印）
（健康·智慧·生活丛书）
ISBN 978-7-5180-2371-4

Ⅰ.①喝… Ⅱ.①董… Ⅲ.①饮用水 – 保健 Ⅳ.
①R161

中国版本图书馆CIP数据核字（2016）第034876号

责任编辑：张天佐　　　版式设计：娟子　　　责任印制：王艳丽

中国纺织出版社出版发行
地址：北京市朝阳区百子湾东里A407号楼　　邮政编码：100124
邮购电话：010-67004461　　传真：010-87155801
http：//www.c-textilep.com
E-mail：faxing@c-textilep.com
中国纺织出版社天猫旗舰店
官方微博 http：//weibo.com/2119887771
北京兰星球彩色印刷有限公司　　　各地新华书店经销
2016年4月第1版　2024年1月第3次印刷
开本：710×1000　1 / 16　印张：13
字数：186 千字　定价：39.80元

前言

水，是生命之源。水，就在我们身边。人可辟谷（不进食）7天、14天，甚至21天，但如果3天或者7天不喝水，就会面临死亡的威胁。可见，"民以食为天"，但"以水为命"。水对于生命，至关重要。你，还在忽略喝水吗？

你是不是很少喝水，只有等口渴时才去喝水？

你是不是时不时感到头痛、头晕、胃痛，浑身没精神？

你是不是无端感到烦躁、郁闷、压力大？

……

你怎么了？生病了？去医院检查，一切指标都是正常的。

你只是缺水了。

水不是药，但科学喝水却有助于改善缺水性疾病。

水有助于利尿通便，促进身体的新陈代谢。

水有助于解热镇痛，水是缓解疼痛便利的"止痛剂"。

水有助于减少体内脂肪沉积，水是廉价有效的"减肥药"。

水有助于稀释血液，多喝水可有效预防心脑血管疾病。

水是天然的利尿剂，多喝水有助于防治糖尿病。

水是抗压力与抑郁的天然良品，多喝水有助于防治抑郁症

……

本书带你全面认识生命中最重要的因子：水。为什么说喝水是身体纯天然的补养？什么样的水才是好的补养品？怎样喝水才科学。人体缺水的信号是什么？缺水会给机体造成什么样的损害，如何通过喝水来纠正、改善这种境况。一句话，从本书开始，请你重视喝水，关爱身体健康。

目录 喝水是纯天然的补养
Contents

○ 第一章
水是人体内的"软黄金"：
为什么说喝水是纯天然的补养

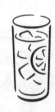

第六章

科学喝水从了解自己开始，
男女老幼各不同

第七章

顺应节律来喝水，
阴阳调和百病消

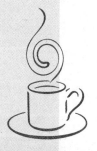

女性特别专题：
制订属于自己的水疗方案

注：1千卡=4.184千焦

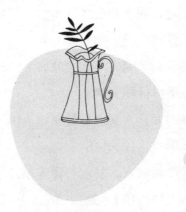

水是人体内的"软黄金"：为什么说喝水是纯天然的补养

地球的生命从咸水中诞生，在淡水中进化，于陆地上成长。无论生命进化到何等高级程度，譬如人类，水的比重最大，约占人体体重的63%。水是维系人类生命的必需物质，水是人体诸多营养物质的溶剂和运输工具，水有助于调节体温、润滑关节，调节人体的功能。可以说，水是人体内的"软黄金"，喝水是对人体纯天然的补养。

水是一切生命之源，
生命从水开始

水是生命之源，是一切生命唯一必需的物质，生命从水开始。

太阳系有九大星球，只有地球表面被水包围。站在浩瀚无际的外太空，那个被液体水温柔覆盖、最漂亮的蔚蓝星球就是我们的母星——地球。人类对于外星球的探索一直没有停止，也在寻求其他星球是否有生命体的存在。科学家判断外星球有无生命体的第一标准，就是看那里有没有液态水。因为科学家一致认为：水是生命之源，生命从水开始。

 ## 生命是水的凝聚体

根据生物进化论的原理，地球最原始的生命始于海洋。温暖的海洋是单细胞生物得以温养、繁殖、壮大的温床，然后进化为各式各样的海洋生物。随着不断进化发展，部分海洋生物演变为两栖动物、陆地动物。然而，无论生命体演变、进化为何种种类，都离不开水的滋养，均源于细胞在"水中滋养"的状态。不仅如此，每一种生命的身体中，都含有不可思议的水比例，请看下表。

不同生物体中水的含量

生物体	水母	鱼类	蛙	哺乳动物	藻类	高等动物
水的含量（%）	97	80~85	78	65	90	60~80

是的，你没有看错。水栖动物的水分含量高达90%并不奇怪，但高等生物也延续了这个规律。这说明什么？说明水是生命构成中最重要的物质。从生命始于海洋的第一天起，水在各种生命体中的作用就从来没有改变过。水是生命之源，水是细胞的"子宫"。为了维持生命，大多数生物体内都含有很高比例的水分。换句话说，生命是水的凝聚体。

人类离不开水，不可思议的水占比

从咸水中诞生，在淡水中进化，到陆地上发展壮大，生命体在完成从海洋到陆地的蜕变，仿佛试图摆脱对水源的过分依赖，但似乎并没有彻底成功。人类是目前生命体最高级的动物，站在食物链的最顶端，却仍然离不开水。

在人体内，大约有63%由水分组成，其中血液中水含量高达83%，大脑组织水比重为74.8%，肌肉中水比重为75.6%。更不可思议的是，就连坚硬的骨头中，水分也占据了22%的比重，更不用说如小河般在体内奔流不息的体液和血浆了。年龄越小，体内含水量越多，其中新生儿体内的含水量接近80%，成年男人体内的含水量为60%，成年女人为50%~55%，老年男人则为51.5%，老年女人则为45.5%。

人体中的水分和矿物质结合在一起，在人体内构建成一个微型的"海洋"，这就是人体得以生存、发展、不断壮大的温床。所以说，人类就像鱼儿，是水做的，永远离不开水。

 ## 民以食为天，以水为命

人在一段时间内不吃任何食物，可以存活数周，乃至数月之久，这在中国道教养生中称为辟谷，即断食法。辟谷，顾名思义，就是不食五谷杂粮等任何食物，通过吸收自然精华之气的养生法。辟谷养生法以7天、14天、21天……49天，即7的倍数为一阶段。但是，辟谷法多不闭水。现代医学研究表明，如果一个人3天或者7天不喝水，就会面临死亡的威胁。可见，"民以食为天"，但"以水为命"。水对于生命至关重要。

 ## 人从出生到生命的终结都离不开水

人的一生都与水有着密切的联系。胎儿在母体中，依赖羊水而生存，通过羊水进行呼吸、吸收营养、活动四肢等，而且羊水还可以保护娇嫩的胎宝宝免受母体体外的冲击。婴儿出生后，乃至儿童、少年、青年、直至生命的终结，也在不断进食水、汤粥，生病了输注液体……水是生命的源泉，是我们赖以生存和发展最重要的物质资源。

水对人体的生理功能和作用

上一节，我们已经知道，水在人体中的比例最大，水是人类生命的第一要素，可以说，"人是水做的"。水与人体生命有着密不可分的联系，对人体而言的生理功能也是多方面的，人体的新陈代谢过程中，所产生的各种营养物质的消化、吸收、运输等一系列化学反应，都是在介质水中进行的。

水是维持生命必需的物质

水是维持生命、保持每个细胞正常功能所必需的物质。没有水，任何生物都不能生存。人和动物没有食物比没有水存活的时间长。人体是由无数细胞组成的，每个细胞的重要组成部分都是水分，因此人体的水分含量最高。人体内的水分称为体液，是由一定的水分和溶解其内的电解质共同组成的。不仅人体细胞的成分大部分是水，每个细胞还被体液所包围。如果人体缺水，消化液的分泌就会减少，影响食物消化，进而导致食欲下降、体

内垃圾毒素积累、血液流通减缓、代谢活动降低等不良后果，并最终影响免疫功能，容易生病。

水是各种物质的载体

水是身体内可溶性物质的一种溶剂，不仅溶解力强大，且具有很好的流动性能。这种特性决定了水是各种物质的载体，参与人体新陈代谢的全过程，无论是有机还是无机的营养成分，或者是代谢产物，大都能溶于水，这样才能利于它们的运输，这对于人体消化、吸收、分泌和排泄等重要生理过程起着至关重要的"溶解剂"功效，加速营养物质的运输和废物的排泄，从而使人体的新陈代谢得以顺序进行。

注意啦！

人是水做的，没有水，人类的一切生理活动将无法进行。

此外，人体内的水分还因其可导电的特性而具有很好的电离作用，使人体内的水溶物质以溶解状态和电解质离子状态存在，对人体的生理化学反应也有一定的促进作用。

 ## 水可以调节体温

水的比热比其他物质高，能够起到调节人体体温的作用。水的这一作用主要通过三种方式来实现：

●蒸发热量。机体通过呼吸和出汗排出一定的水分，散发热量，调节身体的冷热程度，使我们的身体保持正常的体温。

●吸收体内产生的热量。机体内部营养物质的化学反应产生很高的热量，这些热量被水不断吸收，从而保证健康机体的体温不超过40℃。

●储备热量，保持机体的恒温。即便在寒冷的冬天，体温也不会下降到血液被冻结的程度。总之，水调节体温的作用，可以使人的体温不发生明显波动。

炎热的夏季，机体需要大量补水，人体水分的需要量就是汗液的丢失量，而出汗率则取决于气候、穿衣及运动强度。下面图表中列出了每日平均气温5~35℃环境中，人体从事轻体力劳动到重体力劳动时，每天液体需要量范围。可以看出，每日液体需求量随代谢率的升高而增加。

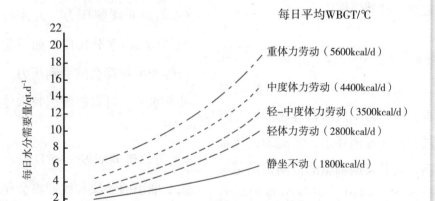

不同气候和能量消耗水平状况下每日水分的需求量

WBGT：湿球温度计温度，单位是℃；1kcal=4.184J；1qt=0.945L

水和血容量的关系

人体的血液中水分含量高达80%，因此，如果人体缺水，血容量就会减少，最直接结果就是产生低血压，进而影响心、脑、肾等重要器官的正常机能活动，人体就会出现头晕、心跳加速等脑供血不足或心血管阻塞方面的疾病。究其原因，就是身体供水不足。

 ## 水是机体关节、肌肉及脏器的润滑剂

水具有润滑作用。比如唾液有助于我们吞咽食物，泪液有助于眼球的转动和湿润，滑液有利于关节的活动，黏液有利于消化道及呼吸道的运转功能。水有助于减少这些关节、脏器及其组织细胞的摩擦，起到一种润滑作用。

 ## 水对人体的其他特性和功能

水是人体所有生理功能的基本能量来源，所有营养物质的分解过程都需要消耗水，才能为人体细胞，尤其是脑细胞的活动提供足够的能量。所以，水对于我们的身体，除了前面讲的生理功能和作用外，还表现在以下这些方面。

•水是细胞中固体物质的黏合剂，可使不同的物质黏合在一起，形成细胞膜，并在细胞周围形成保护层。

•水的导电功能还可以让细胞膜上的离子泵得以运转，为全身的神经信号传递提供功能。

•水是填充身体空隙的主要物质。

•我们所吃的食物都是能量转化的产品，这个转化是从水分子最初产生的电能特性转换而来的。也就是说，人类得以维系生命和健康，都需要依靠水所产生的能量。

•喝水有助于提升能量。如果感觉很疲惫，有可能是脱水引起的，要及时补充水分。足量饮水能够使心脏更有效地泵血，而且体内水分有助于血液输送氧和其他细胞必需的养分。

•水有助于缓解压力。人体脑部组织的80%由水分构成，如果脱水，身体和大脑都会感受到压力。及时补充水分，可以舒缓因脱水导致的压力。

•水可以滋养肌肤。一旦脱水，皮肤上细小的皱纹和纹理将会变深。水是天然的美容霜，喝水能为皮肤细胞补充水分，使它们更饱满，使肌肤润泽细腻，焕发光彩。

水是人体内能量因子的基本源泉

我们总是讲"人是铁，饭是钢"，食物为人体的生命活动提供能量，但水是比食物更重要的能量源泉。水对于人体能量结构有一个很重要的功能，就是它可以通过自身的代谢过程为人体提供能量，水是人体能量因子的直接源泉。

水是人体能量物质代谢中的主要能量来源

对于水在能量代谢中的关键作用，相关科学家对比进行了近一步的研究。他们把1单位（毫克）的镁-ATP作为能量物质储存于细胞膜中，能量约为600焦耳，在经过充分水解过程后，生成物的能量总和约为5853单位。

由此我们可以看出，经过充分的水解反应过程中，被水解物的能量升高到近10倍。也就是说，水是人体内能量物质新陈代谢反应的主要能量，进食之前先补充足够的水至关重要。不补充足够的水分而过度依赖食物的能量，就会造成肥胖症、胆固醇过高、糖尿病等现代文明病。这也是为什么我国五六十年代很少出现这些病症的主要原因之一。当时物质条件十分匮乏，人们饿了首先想到就是喝水，然后再吃少量的食物。

所以，现在大家知道，水是人体内能量物质新陈代谢的主要能量来源，为身体提供充足的水是新陈代谢正常进行的关键前提。建议大家每天吃饭之前1小时，喝1~2杯水，这样不仅利于机体的新陈代谢，还有助于瘦身塑形。

水电势能是大脑工作主要的能量来源

水在人体的能量结构中还有一个重要的功能，就是提供水电势能。这是人体大脑和各部位细胞工作的直接能量来源。食物在提供能量的同时，会产生很多分解的残余物。水电势能是一种清洁的能量，把这些残余物通过水解反应过滤，多余的水分通过尿液的形式排出体外。

　　人体的细胞膜中均含有一类蛋白，当钙、钠、钾、镁等离子与蛋白结合后，会在水的作用下从细胞膜的一侧穿越到另一侧，从而造成膜两侧的电势差，形成了水电势能，水电势能是大脑工作主要的能量来源。

　　人体缺乏水分时，体液的浓度就会增高，细胞产生的能量就会减弱。生物研究发现，机体发生脱水时，损失的水分约有60%来自细胞内。所以说，人体脱水最严重的是细胞内。脱水的细胞由于能量短缺，导致机体各种生理机能停滞。大脑是人体的核心控制系统。因此，人体受脱水影响最严重的部位是大脑。

　　我们的大脑中有数百亿个脑细胞和神经元，这些神经细胞通过电信号彼此交流，保证人体对周围环境的变化做出正常反应，水电势能是神经细胞工作最主要的能量来源。大家可以很明显地感觉到，在我们大脑极度疲惫或情绪极度急躁时，第一反应就是想喝水，简简单单的白开水就是最好的提神饮料，它可以让我们短短几分钟就解除大半的疲惫或急躁，思维顺畅，情绪平静。

　　水是人体能量的主要来源，因此大脑对水的需求是无止息的，而且十分紧迫。一是因为水电势能为大脑信息传输过程提供能量，二是细胞膜需要充足的水分才能确保血液和脑细胞的运输系统正常运行，三是水电势能是大脑与身体其他部分的神经连接中传递系统"水分通道"的能量来源。

注意啦！

　　人类的大脑，就如同计算机的"芯片"，掌握着人体对内外环境众多繁杂信息的处理和反应。

水在人体中的"旅行"

"喝进去的是水，排出的是尿，这就是水在人体中的'旅行'。"这是很多人对水在人体中"旅行"的概括。但是，人体不是水管，灌进去多少就必须排出多少。水在人体中的"旅行"，是一个复杂的过程。

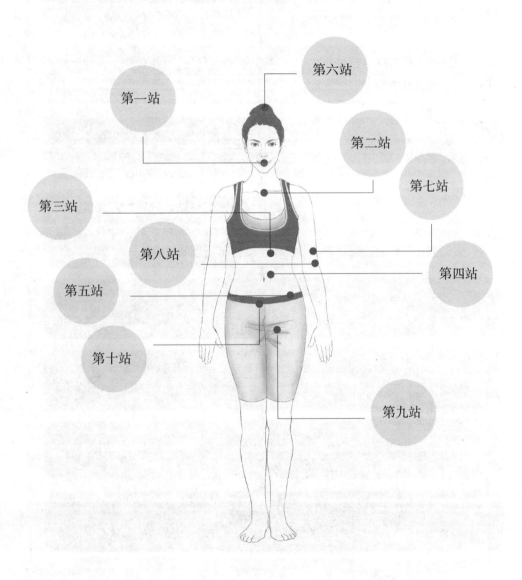

第一站
第六站
第二站
第七站
第三站
第八站
第四站
第五站
第十站
第九站

| 第一站 | 水从口入，流过唇齿，进入喉咙，润喉解渴。而且，喝水还有助于刺激唾液的形成。 |

| 第二站 | 经过消化道，被气管、消化管的黏膜吸收一部分，保持气管黏膜的滋润，使呼吸顺畅。 |

| 第三站 | 进入胃部，一部分用来溶解储存在胃部的食物，便于人体吸收，另一部分通过胃壁的毛细血管运输。这些被吸收的水很快就会经过血液进入心脏，成为生命动力之源。 |

| 第四站 | 进入肠道，分别被小肠、大肠吸收一部分，刺激肠的蠕动，促进排便，保证肠道菌群正常功能。 |

| 第五站 | 水在进入人体60分钟左右，会跟着血液进入人体的各个器官和部位，甚至肌体的各个小旮旯，它都无处不在。 |

| 第六站 | （血液循环过程中）大脑。当人体缺水的时候，神经系统在调节水配比的过程中，其配比活动也就异常活跃，体现在脑神经部分时，它们会刺激痛感神经，这时你亲身的感受就有可能是偏头痛。 |

| 第七站 | （血液循环过程中）骨骼。润滑关节，减少关节的摩擦，防止骨骼和关节的损伤，增加骨骼的灵活性。 |

| 第八站 | （血液循环过程中）细胞。水是人体众多细胞的"邮递员"，把营养物质和氧气输送到细胞中，又把细胞中的垃圾带出来。 |

| 第九站 | 水进入肾脏就来到一个过滤器中，形成尿液。体内的废物会被过滤并以尿液方式排出，保留水分和营养物质，保证人体内环境的稳定。 |

| 第十站 | 当膀胱充盈时,尿液从输尿管排出。我们可以根据自己尿量和尿液的颜色来判断是否需要调整饮水量。 |

人体中的水平衡

人体每天都会有一部分水丢失，再通过饮水、食物等的摄入来补充丢失的这部分水，以维持体内水平衡，也称为体液平衡。这是人体保持健康的基本生理循环。

人体对水的需求量

我们补充机体所需要的水分一般通过三个途径：第一，饮用水、饮料；第二，食物中的水；第三，蛋白质、脂肪和碳水化合物分解时产生的代谢水。为了维持机体的水平衡，不同年龄、不同膳食、不同疾病等人均有不同。通常来讲，健康成人每人每天从食物中摄取水约1000毫升，直接饮水摄取约1200毫升，除此以外，食物在分解代谢过程中，氧化的最后阶段也产生水，称为代谢水，每日约为300毫升。

注意啦！

代谢水也称为内生水，主要来源于蛋白质、脂肪和碳水化合物代谢时产生的水。每克蛋白质产生的代谢水为0.42毫升，脂肪为1.07毫升，碳水化合物为0.6毫升。

人体每日排出水的数量和每天摄入的数量有密切关系，多摄取则多排出，少摄取则少排出。然而，呼吸、汗液蒸发、尿液排出、大便保持一定的湿润度等，都必须排出一定量的水分。按照排出每克废物需要耗水15毫升作为溶剂来讲，成人每天约排出35克废物，就需要至少必须排出500毫升的水分，这称为最低尿量。凡是成人24小时尿量小于500毫升，可称为少尿症。

成人每日经呼吸蒸发的水约为400毫升。体温高、呼吸快时蒸发更多，约为500毫升。即使我们没有感觉到出汗，但通过呼吸或其他运动，机体还是会"不自觉的出汗"。每人每天从大便中流失的水分约为100毫升。把上面正常情况下成人失水量加起来，约为1500毫升，称之为最低需水量。

由此可见，人体每日需水量约为2500毫升，但受年龄、性别、不同膳食及不同身体状况等多重因素影响，还要因人而异。

不同人群每天水的需求量

人群	年龄（岁）	体重（千克）	能量需求（千卡）	水分需求量（毫升）
男性	23~50	70	2700	2700
女性（正常）	23~50	50	2000	2000
妊娠期女性			2300	2300
哺乳期女性			2500	2500

 人体内水的平衡

健康的人体，水应该保持着正常的含量。增加或减少摄水量，机体会自动通过调节系统来维持水的平衡。在正常情况下，人体感觉口渴，就主动喝水。每日的摄取量和排出量基本相当，各为约2500毫升，这就是体内水的平衡。然而，在某些病理情况下，仍然会出现脱水或水肿现象。

正常成人每日水的摄入量和排出量

摄入量（毫升/24小时）		排出量（毫升/24小时）	
食物	1000	呼吸	400
饮料	1200	皮肤	500
代谢水	300	粪便	100
		肾脏排废物	500
		肾排水	1000
合计	2500	合计	2500

 水平衡的调节

机体水平衡的维持主要依赖两种途径，即通过中枢神经系统控制水的摄入和通过肾控制水的丢失。

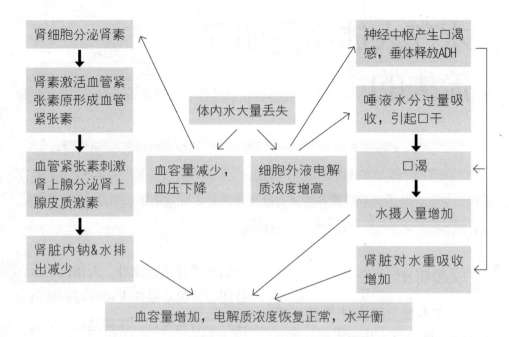

人体内水平衡的调节机制

人体水平衡的调节机制

机体水丢失过多时，细胞外液中的电解质，尤其是钠的浓度增加，使唾液中的水吸收增加，产生口干、口渴和想喝水的感觉。同样，血中钠浓度增加，刺激下丘脑产生一种渴感刺激物，并促进垂体分泌抗利尿激素（ADH），ADH可促进肾对水的重吸收，减少通过肾排出的水量，血中钠浓度增加1%即可引起口渴和ADH的分泌。

此外，体内水丢失过多时，会引起血液容积和血压下降，血压降低可刺激肾细胞产生肾素，肾素进而激活血液中的血管紧张素原使之形成血管紧张素，血管紧张素是一种很强的血管收缩剂，使血管收缩、血压升高，并可刺激肾上腺分泌肾上腺皮质激素，从而减少钠和水的排出。

相反，如果人体摄入的水超过需要，则细胞外液中电解质浓度下降，此种情况下不会产生口渴的感觉，同样也不会刺激ADH的分泌，肾对水的重吸收会相应下降，以增加水从尿中的排出。

13

水在人体中是如何流失的

水分的流失是人体正常的代谢情况，多喝多排，少喝少排，不喝也要排。不要认为尿液和汗液是水分流失的唯一途径，只要我们活着，有血液循环，水分就会不断流失，我们需要不断补水。也就是说，人体每天需要一个最低量的水流失。那么，人体中的水分是如何流失的呢？

尿液排出

肾主水液，是人体保持水平衡的主要器官。人体内主要溶质的排泄取决于肾脏，但水的摄取量过多时，肾脏就会排出多余的水分；当水供给不足时，又有助于保存水分。肾脏还是人体重要的排泄器官，肾脏溶质负荷排泄需要一定的水分以尿液的形式排泄掉。因此，人体的最低尿量所需的水量取决于溶质负荷量和肾脏对尿的浓缩能力。正常的成年人，身体的最小排尿量约为每天500毫升。

出汗和隐性水分流失

当人体处于高温或者高强度的体力负荷下，汗液的蒸发就是机体散热的主要方式，以此来维持人体的正常体温。因此炎热的夏季我们要多补水。此外，人体内的水分还会通过皮肤蒸发或呼吸而排出体外。研究发现，即便是在恒定的温度和湿度，人体的皮肤表面和呼吸也会随着身体代谢产热而流失水分，这就是隐性失水。

粪便水流失

粪便的含水量为40%~70%之间，按每人每天排便一次来算，正常成人通过排便而造成的水分流失大约为100毫升。

病理性水流失

腹泻、呕吐、发热、新陈代谢加快、出血、腹腔膜引流等病理情况的发生，都会增加人体水分的丢失。这种由于肠胃、肾脏等病变引发的脱水为病理性脱水。出现病理性脱水需要进行医学对症治疗。

水与健康之秘，
喝水是最好的补养

水是生命之源，这点谁都认同。但遗憾的是，我们一直没有意识到，缺水会对身体带来多大的伤害，而身体长期缺水，又会造成什么样的灾难性伤害。

在我们身体组织的比例中，正常成年人体重的水占比约为63%。如果低于这个比例，人体的某些器官的功能就会慢慢衰退、丧失，并最终带来机体的病变。

在俄罗斯的高加索地区，有一个闻名世界的长寿村，村中老人个个超过百岁还健康如昔，且没有一例癌症发生。

相关研究人员对该村进行了详细的科学研究和比照，发现这里的老人并没有太在意保养和营养摄取，该地区的气候或水土也和俄罗斯的其他地区并无差异。唯一独特的是，该村每户人家都喝井水。不要以为这是普通的地下水，这些井水的源头是附近高加索山脉顶上融化的积雪。积雪融化后，沿着花岗岩、玄武岩等土层，婉转流入地下，形成富含多种微量元素的小分子团水。

水的分子式是H_2O，一个水分子是可以通过氢键与多个水分子相互作用，形成"水分子团"。由6个水分子缔结的是小分子团，由13个水分子缔结的是大分子团。小分子团的水运动速度很快，称为"活性水"，进入人体内，不但能把有益于身体的多种矿物质和氧气带入细胞的每一个角落，更可以不断激活细胞，让全身细胞更健康、有活力。这就是俄罗斯高加索地区长寿村的健康秘密。

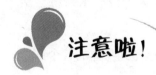

注意啦！

喝小分子团水的人体内细胞活性大，生理功能更健全，人就会更健康长寿。

人老了，新陈代谢减缓，细胞的功能逐渐衰退，身体机能逐渐下降，生命质量慢慢降低。这时候，如果每天摄入一定量的小分子团水，有助于把水中的营养成分带入到微小细胞组织中，刺激生物体的功能，促进新陈代谢，把冗余体内的毒素、胆固醇等充分溶解，排出体外。由此可见，正是这种高质量的水使人更健康长寿。

 ## 水是人体生命活动运转的基础

身体机能是靠水运转的，如果没有水，人体的任何器官都无法运转开来。①食物消化：食物进入人体需要很多消化液，水是消化液的主要成分，没有水就没有消化液；②血液循环：人体的血液中绝大部分就是水，血液循环离不开水。

如果人体中没有水，将会出现下列情况。

- 氧气无法运送到身体的各个部位。
- 食物的营养物质无法吸收。
- 营养素、微量元素、维生素等无法到达它们应该作用的部位。
- 各种新陈代谢无法进行。

 ## 水对人体的保健作用

从营养学角度来讲，喝水不仅仅为了解渴，它还能提供给人体所必需的微量元素和矿物质。安全、干净、健康的水是最廉价、最有效的保健品。

○利尿、通便、排汗等

喝水有助于利尿、通便、利于汗液排出等机体内部循环，也就是有助于促进新陈代谢。体内的垃圾、毒素、废物等就可以通过大小便、汗液的方式排出体外。因此，新陈代谢的加快，对调节机体内循环、保持身体健康非常有益，是预防疾病的最佳选择。

○稀释、解毒作用

医学界认为，酸性体质是很多疾病的根源。喝水可以稀释胃酸，改变酸性体质。此外，水的这种稀释作用还可用来稀释和分解体内的有毒物质。举一个很简单的例子，我们在喝酒或醉酒后，要多喝水，因为水可以稀释酒精中的有害物质乙醇，促进乙醇尽快随尿液排出体外。换种说法，喝水有利于排毒。

○镇静、安眠作用

一些患者在医院总是睡不着，要求护士给他们用安定，也就是安眠药。安眠药对人体神经是有抑制作用的，因此如果不是必要，一般正规医院的护士会选择递给患者一杯白开水，然后善意地"欺骗"患者：安眠药已经稀释到水中，请放心饮用，睡个好觉。患者喝完这杯加了"安眠药"的水后心情平复很多，慢慢入睡了。这就是水的镇静、安眠作用。

注意啦！

失眠者喝水的最佳时间是睡前30分钟。如果容易水肿或担心第二天有眼袋，可以在睡前1.5~2小时前喝水。

人在生病时很容易产生紧张、恐惧等负面情绪，血液就会聚集在大脑，由此会变得兴奋起来。喝水有助于加强血液循环，促使聚集在大脑的血液流回肠胃和身体的其他部分，起到镇静的作用，从而缓解患者的紧张、恐惧情绪。

○唤醒神经

早晨或午休起来，我们的神经反应还处于迟钝或迷迷糊糊的感觉。这时，喝一杯温开水或凉开水，可以适当地刺激消化系统，然后随着血液和体液传递到身体的各个部分，唤醒身体的各个脏腑器官，让它们重振旗鼓，开启新的一天或崭新的午后。

○促进呕吐

当发生食物中毒或吃了某些不卫生的食物时，最好的方式是及时排出来，此时喝水是最佳选择。喝大量的水，有助于促使呕吐。灌肠就是利用了这个原理。需要提醒的是，如果小孩子误食了洗衣液、洗涤剂等，及时大量喝水非常有效。因为小孩子一般都是直肠胃，及时大量喝水很容易促进呕吐。

○解热作用

发热的人要多喝水。体温升高后，身体通过排汗来调节体温，从而达到解热的效果。如果高热不退，而不排汗，神经组织就会受损，病情更加严重。因此，发高热的人要多喝温开水，促进大量出汗，有助于恢复正常体温。

○消除疲惫

想必很多人都有这种感觉：当你感到十分疲惫时，喝一杯水，身体马上就会轻松很多。这是因为水有助于中和导致疲劳的乳酸，让其变成二氧化碳和水排出体外。所以，喝水有助于消除疲惫。

○美容瘦身

感到饥饿的时候，先喝一杯水，能够适当稀释一下胃酸，可有效地抑制和避免快速进餐及多食，从而达到减肥的效果。另外，水也有助于协助体内脂肪的"燃烧"，提高机体的基础代谢。

经常饮水能够保持微小脂肪颗粒滋润而富有弹性，保护皮肤，达到美容的目的。

○治疗口臭

体内的代谢废物主要是通过水循环排出体外。若细胞内的水分减少，可影响机体内的新陈代谢，从而使代谢废物外排困难。如果体内水分供给不足，泌尿系统的排尿活动受到抑制，代谢废物只能从内脏排出，其中大量地通过呼吸道，将代谢终产物从口中呼出，这样就形成了口臭。

由于体内的水分随着年龄的增长而逐渐减少，并且肾功能亦会减退，排泄功能随之下降，要将体内的代谢终产物及时排出，就需要喝水。即使口不渴也要适当饮水，这样可从根本上改善口臭。

○预防熟睡中猝死

人在熟睡时不能饮水，但由于出汗等原因，身体内的水分丢失继续存在，造成血液中的水分减少，血液的黏稠度增高，这样就容易在凌晨发生心绞痛和心肌梗死，造成熟睡中猝死，若在睡前喝适量水，可缓解机体的缺水状态，维持血液黏稠度的稳定，预防熟睡中猝死。因此，医生们经常提醒大家，睡前务必要饮水，特别是患有心血管疾病的人更要坚持如此。但有些人觉得睡前饮水引起夜间起床，很麻烦，就控制睡前饮水，这是不符合健康要求的。

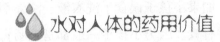 水对人体的药用价值

古人云，药补不如食补，食补不如水补。中医是很重视"水"的，在《食物本草》中，就列载有一百多种"水"。东汉医圣张仲景

在《伤寒杂病论》中对不同的病，不同的药方，应用不同的水煎煮，不同的水调制，可以说对水的应用至精至深。明代李时珍在《本草纲目》中更具体地论述了水的药用。在《本草纲目》水部之首，共记载43种水。分天水、地水两大类，对每一种水，从其形态、性味、功效、毒副作用等方面详细阐述。使后人对各种水的益和害了如指掌，对于生活及临床使用具有指导意义，为后人对水的研究打下了良好的基础。

李时珍认为，水"其体纯阴，其用纯阳。上则为雨露霜雪，下则为海河泉井，流止寒温，气之所钟既异，甘淡咸苦，味之所入不同。是以昔人分别九州水土，以辨人之美恶寿夭。盖水为万化之源，土为万物之母。饮资于水，食资于土，饮食者，人之命脉也。而营卫赖之。故曰：水去则营竭，谷去则卫亡。"

现代人日益重视对水的药用价值的研究，美国的F.巴特曼医学博士毕生致力于研究水的治疗作用，根据自己多年的临床经验，编写了《水是最好的药》一书。在书中他阐述了自己的惊人发现：一个震惊世界的医学界秘密——许多慢性疾病的病因仅仅是身体缺水。

首先，他提出自己的观点：许多人所经受的病痛折磨并不是疾病所致，而是缺水了。他号召大家转变对缺水症的认识，不要认为只有想喝水才是缺水的表现。人体缺水还会出现很多病症。巴特曼博士引证大量的临床病例，以精辟的理论分析了各脏器的生理功能和缺水的机理及因缺水造成的病理变化。

对临床常见的消化不良引起的疼痛、风湿性关节痛、压力和抑郁、高血压、高胆固醇、超重、哮喘和过敏症等，一一分析了其发病的机理及致病原因，认为缺水是其主要发病原因，只要补足水分，以上诸症就会迎刃而解。因此，他最后提出最简单的医疗方法，就是充分摄入水分。结论是："水是最好的药"。

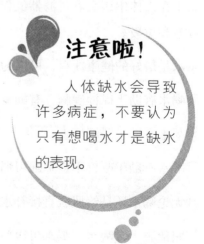

注意啦！

人体缺水会导致许多病症，不要认为只有想喝水才是缺水的表现。

身体需要水的诸多理由

①水是生命之源，没有水，任何生命将不复存在。

②水是身体内所有物质的运输器，是人体营养元素的"搬运工"。

③水不仅仅是身体中的"过客"，更是人体能量的主要来源，是人体流动的"软黄金"。

④水是细胞结构的黏合剂。

⑤水是进入人体内的所有食物及营养成分的溶剂。

⑥水不仅可以把食物分解为细小的颗粒，促进食物更好地被人体所消化、吸收和新陈代谢，还能使食物产生更大的能量。所以，含水量越高的食物能量价值越高，不含水分的食物没有任何能量价值。

⑦身体局部缺水，会出现口渴、嗓子疼、疲劳等各种不适，抑制身体的某些功能。缺水症状继续发展，身体就会开始出现各种病变。

⑧水是人体关节空隙的主要"润滑剂"，有助于减少关节摩擦，防止关节炎和关节疼痛。

⑨水在人体中还起着过滤器的作用，它可以有效清除身体各部分所产生的毒素和垃圾。

⑩水是最好的健康饮料，可以为大脑提供能量与活力，缓解脑疲劳。

⑪喝水有助于提神健脑，有助于提高注意力和工作效率。

⑫喝水有助于缓解压力。

⑬喝水有助于改善不良睡眠习惯，提高睡眠质量。

⑭无论喝水还是给肌肤直接补水，都有助于皮肤保持水嫩细滑。

⑮眼涩眼干多喝水，喝水可以使眼睛水润有神采。

⑯喝水有助于预防心脑血管阻塞。

⑰喝水有助于减少心脏病和中风发生的概率。

⑱喝水有助于稀释血液，防止血液凝固。

⑲脱水会造成毒素和垃圾在人体关节、肝脏、肾脏、大脑、皮肤以及各个组织空隙中沉积，水可以清理这些沉淀物。

⑳水可以促使骨髓的造血机制恢复正常，并有助于预防白血病和淋巴瘤。

㉑水有助于减少女性经前疼痛以及潮热感。

㉒孕妈妈适当多喝水，有助于缓解早期孕吐，也有利于缓解孕晚期水肿。

㉓女性要多喝水，不仅利于皮肤的水嫩保养，更有助于消除水肿，减轻体重。因为多喝水多排泄，而且喝水产生的饱腹感也利于节食。

㉔男性要多喝水，因为脱水会减少性激素的产生，这是性功能低下的主要原因之一。

㉕人体的水占比随着年龄的增长而减少，老年人宜多喝水，有助于降低老年痴呆症、多发性硬化症等记忆老化等病症。

㉖水比饮料、咖啡更健康，喝水代替喝咖啡、饮料和酒，有助于避免对咖啡因、酒精等成分上瘾。

㉗脱水过程中，身体不会储存任何剩余水分。因此，我们必须每天及时喝水。

㉘在血液、红细胞和肺部收集氧气的过程中，水有助于提高效率。

㉙水可以大幅度提高骨髓免疫系统的功能。

㉚多喝水有助于提高身体防癌的效率。

㉛水有助于提高身体吸收食物核心物质的效率。

㉜喝水可以将干渴感和饥饿感分开。

㉝喝水可以滋润身体的五脏六腑，提高机体免疫力。

过犹不及，"水瘾"也是一种"病"

微小柔弱的水，承载的是生命的重量；简简单单的水，理不清的是喝多喝少；普普通通的水喝多喝少也是件麻烦事儿。若有人嗜水如命，没事总喜欢喝杯水，口不渴、肚子胀的情况下还是忍不住想喝水，打个比方，如果你每天已经喝了超过5千克的水，但还是控制不住地想喝水，这多半就不是简单的喝与不喝的小事了，而应该是"水瘾"在发作。

 水瘾就是一种病

心理学中有一类因口腹之欲而独立成病的"嘴瘾"，就是指在特定时期对某一食物有强烈的口腹之欲，这类人往往会不惜一切代价、不顾任何后果来满足自己的口腹之欲。而水瘾与这种症状类似，基本属于心理疾病的范畴。若控制不当，水瘾会越来越严重，最终引发强迫症等。

 水瘾有损身体健康

喝水成瘾最直接的结果就是喝得水太多，但喝水并非越多越好。喝水过量，也会给人体造成代谢负担，甚至发生水中毒。

○诱发头痛

血浆中除了水分之外，还含有钠、氯等多种电解质。这些电解质和水分呈一定比例，保持正常的血浆渗透压。如果水分过量，超过正常的比例，就会影响正常的血浆渗透压，诱发头痛。

○影响体内水平衡

人体摄取过量的水，肾脏一时无法将多余的水分排出体外，血液就会被稀释。这些稀释的血液流至身体各个细胞和器官中，会导致这些细胞和组织器官功能衰竭，甚至影响机体的正常功能，危害健康和生命。

○诱发水中毒

水中毒是指人体内的水代谢发生障碍，体内水分过多而导致细胞水肿及细胞功能障碍。轻则头晕眼花、心跳加速、全身乏力，重则出现痉挛、意识障碍，甚至昏迷等。

第二章

认清你喝的水：什么样的水才是身体最好的补养

水是生命之源，多喝水有益健康。然而，你知道吗？长期喝不健康的水，不仅对健康有害无益，还可能是百病之根。在水污染越来越严重的今天，面对市面上五花八门的矿泉水、纯净水、山泉水、温水等，到底哪一种才是卫生、健康、安全的水呢？我们日常的饮用水是否是健康水呢？本章将告诉你，什么样的水才是我们身体最好的补养。

走进水，破解水的奥妙

水是人类赖以生存不可缺少的重要物质之一，是所有生命体的重要组成部分。走进水，了解水，我们从了解水分子的组成开始。

水分子的缔结和离解的过程是一个平衡的过程，可以表示为 $n(H_2O)=(H_2O)_n$。也就是说，H_2O 就是水的化学式。

水分子的结合体

从上图我们可以看出，水分子是由2个氢原子和1个氧原子结合而成的。在水分子中，由于氧的电负性很高，共用电子强烈地偏向氧的一边，而使氢原子显示出相当大的电正性，即氢原子上带有部分正电荷，而氧原子带有部分负电荷，致使水分子具有明显的极性。因此，

认识自然之水

奔流不息的大海，清澈婉转的小溪，宁静迷人的湖泊，白雪皑皑的雪山，喷流而下的瀑布，润物无声的雨竹……地球上的自然界存在着各式各样的水，这就是自然之水。

自然之水的分类

人们所用的自然之水，根据来源，可分为天水和地水。

水的划分	定义	水的代表
天水	从天而降的水	雨水、露水、冬霜、腊雪、雹、冰等
地水	天水降至地表，或渗透至地下而凝聚成的水	海水、泉水、流水、地浆、井泉水等

令人恐慌的水资源问题

从外星空眺望地球，淡蓝色的水占地球总面积的70%。然而，这些水有97.2%都是人类不能直接使用的海洋水，也就是咸水。淡水资源只有2.5%~3%。就是这些少得可怜的淡水资源，也不是人类可以直接使用的，因为它们绝大部分是位于地球南北两极的高山冰雪或冰山。人们可以直接利用的水资源实际上大概只占0.5%~8%，主要是河流、湖泊、浅层地下水等淡水资源。

社会在不断进步，人类对于资源的开发利用也在与日俱增，水资源就是被消耗最严重的资源之一。进入21世纪，短短10几年时间，全球淡水用量增长了8倍，地球淡水资源用量以每年5%的速度被迅速消耗，而且这个数字在随着社会的发展而不断增加。截止到2012年底，全球有多个国家已经出现水资源危机，有11亿人喝不到安全的饮用水。由于水资源匮乏或不卫生引起的水性疾病每年以400万左右的人口在不断递增。这些数字让你觉得遥不可及？那看看发生在我们身边的小事：公共卫生场所是否都标有"节约用水"？近两年的下雨和下雪天是不是很少？自来水管刚出来的水是不是有些浑浊或是浓浓的白色，需要沉淀一会儿才清澈？水壶的水垢是不是越来越严重？净水器是不是开始入住家家户户？

是的，水资源紧张和污染就在我们每个人身边。

我国的水资源总量在世界排名为第6位，但人均占有量却只有世界平均水平的1/4。水资源的分布在我国也非常不均，比如长江以北的人口总量占全国的43%，但水资源合计却仅仅占全国总量的13%。尽管南水北调工程已经大体完成，但北方缺水、水污染问题仍然不容忽视。因为化工产业主要集中在北方，污水排污和大气污染，都严重影响北方水质的质量。

我们应该喝什么水

人不可三日不食，不可一日无水。多喝水，是营养师或医生经常叮嘱我们的。但是，我们应该喝什么样的水呢？自然是好水。

 ## 什么是好水

古代人多饮泉水，历代鉴水专家对好水的评价标准是：源、活、甘、清、轻。顾名思义，就是水源要活，因为流动的活水中细菌不宜繁殖；水味要甘甜，口感好；水质要清；水体要轻，内含的有害物质没有或很少。

现代人多饮用纯净水、矿泉水或功能水，由于对水污染的深刻反思，现代人对好水的理解主要是指干净、安全，不含任何有害物质，有活性，易被人体自然吸收而不给内脏造成负担，对人体有益的呈弱碱性的水。

就目前我们的饮用水来看，无论是白开水还是纯净水，大都还属于活性较差的大分子团水，参与体内生物化学反应慢，代谢性差。营养师一般建议大家饮用有品质保证的矿泉水。

 ## 好水的评判标准

日常生活中，我们可以简单根据水的浊度、水的滋味、硬度、矿物质含量、酸碱度、能态等来判断水的好坏。

○水的浊度：评价水处理技术的重要指标

我们判断一种水的好坏，第一感官就是物理外观，也就是其浊度，这是衡量水中悬浮物、微生物、胶体物质等微粒的重要指标，也是考核水处理设备净化效率和评价水处理技术水平的重要依据。近年来，水污染现象越来越严重，由于水质问题给人类健康造成的隐患甚至疾病越来越多。比如城市供应的水管管道中，往往由于使用年限长而导致水管生锈；郊区或农村由于化工污水排放影响周边区域的水质等。这就要求相关部门应该根据各地的实际，有效去除水中的浊度，保证日常饮用水的安全。

○水的滋味：反映水质好坏的综合指标

●气味：健康水的气味非常淡，当水受到污染时，气味就会变重。不同污染物会造成水不同的味道。

●味道：天然无污染的泉水或深井水都是甘甜的，但目前市面上已经很少有了，现在市场上大多数水的味道都受到水源地的地质状态、地层结构、矿物质含量等各种因素的影响，味道也会根据添加成分的不同而有不同味道。比如水中的钠含量较高，水味会微咸；水中的铁含量较高，则水中有一股铁锈味；硫酸盐含量较高的地下水，水味发苦。

●口感：水分子团的大小直接影响水的口感。水分子团越小，口感越好，有微微的甘甜味；水分子团越大，口感则越差。健康的六小分子团水具有漂亮的六角形结构，就像雪花一样的晶体。雪花、水果和蔬菜的水分子，深井水以及纯净的小溪水分子，都有完美的六角形结构。

○水的硬度：水中钙和镁的总含量

世界卫生组织对水质的标准中，明确规定水中的钙和镁的最低含量分别应该在20~毫克/升和10毫克/升以上。按这个标准来衡量，我们每天只需要饮用50毫克/升含钙的水就可以满足人体一天对钙的需求量。所以，正在长身体的小朋友和容易骨质疏松的老人平时应多喝高钙水。

镁元素是人体细胞内的主要阳离子，仅次于钾和磷，在细胞外液仅次于钠和钙居第三位，是体内多种细胞基本生化反应的必需物质，是与细胞DNA的稳定及骨骼矿化密切相关的元素。饮用水中钙和镁的含量直接或间接对健康具有重要作用，人体如果缺钙和镁，就会引发骨科疾病、糖尿病、心血管疾病等。

○水的矿物质含量：人体的保护元素

水中的矿物质是人体维持生命和保持健康必不可少的元素，比如上文提到的水中矿物质钙、镁离子含量，可以有效抵抗体外其他有害元素的侵袭。不仅如此，水中矿物质成离子状态，医学实验证明，没有矿物质的水容易造成体内营养物质流失，而含有矿物质（呈离子状态）的水，则很容易被人体所消化吸收。

水中的钠和钾是维系人体细胞内、外体液电解质平衡的主要矿物质。钠大部分存在于细胞外液和骨骼中，水中不可无钠，但含钠量必须适中，过量也会对人体健康造成伤害。由于钠元素和心血管病有关，因此美国心脏协会建议，中老年人需要控制每日钠的摄入量，最高不得超过每日2400毫克的摄取量，也就是水中的钠含量不得超过60毫克/升。

好水中的矿物质含量可以满足人体每天所需的矿物质的10%~20%。

○水的酸碱度：即水的pH值

水的酸碱度是以pH值来表示的。世界卫生组织认为，水的pH值最好控制在6.5~9.5之间。我国已经出台的生活饮用水对水质的标准中，把健康水的pH值定于6.5~8.5之间。因为人体血液中的pH值为7.35~7.45，水的pH值越接近人体血液的pH值越好。因此，我们提倡大家喝呈弱碱性的水，也就是pH值在7.0~8.5之间的水。

○水的能态：水的基本属性

水的基本属性就是水的能态。自然界的水不是以单一的水分子形式存在的，而是由若干个水分子通过氢键作用而聚合在一起，形成水分子簇的，被我们俗称为"水分子团"，又称水团簇。水分子团大的，称为大分子团水；水分子团小的，称为小分子团水。通常来讲，小分子团水是处于高能状态下的水，很容易被人体细胞所吸收，也就是说这种水的生理功能较强，被称为"活性水"。

下图就是小分子团水的代表——六角水分子团，是最适合体液的构造。雪水、海水、胎儿的羊水都是这种小分子团水，具有超强的生物渗透力，可以有效地提高生物细胞的活性。

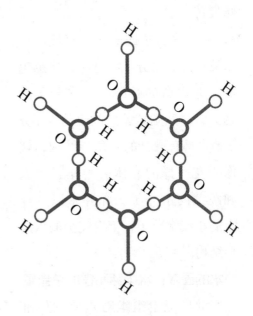

六角水分子团

健康饮用水的标准和保健功效

所谓健康饮用水，是指在维系人类生命活动和满足人体基本生理功能的基础上，可以长期饮用、能改善或增强人体生理功能，利于提高人类生活质量的水。世界卫生组织对饮用水的标准提出三大准则：干净、安全、健康。

饮用水的三大准则必须统一共存，缺一不可。比如不含任何有害物质的纯净水非常干净，饮用也非常安全，但长期饮用纯净水对人体健康并无益处，因为纯净水缺少人体所必需的矿物质，长期饮用会导致人体营养成分的流失。

因此，我们选择健康饮用水，不仅要选择干净、安全的水源，还要兼顾健康。换句话讲，干净和安全这两大准则是针对水源污染来讲的，而健康则是针对人体健康而言的。

世界卫生组织对于健康饮用水的提出七条标准：

- 不含任何对人体有毒有害及有异味的物质。
- 水的硬度介于30~200（以碳酸钙计）之间。
- 人体所需的矿物质含量适中。
- pH值为7.45~8，呈弱碱性。
- 水中溶解氧不低于7毫升/升及二氧化碳适度。
- 水分子团半幅宽小于100赫兹（充满活力的小分子团水）。
- 水的媒体营养生理功能（溶解力、渗透力、扩散力、代谢力、乳化力、洗净力等）。

上面的术语有点难以理解，那就前面提到的健康饮用水的三大准则来解释，即：没有污染的水——无毒无害无异味；有生命活力的水（小分子团水）；符合人体营养生理需要的水。也就是说，只有兼顾了干净、安全和健康三大准则的水，才是真正健康的饮用水。

健康饮用水不仅安全卫生，最主要的是它拥有非常好的保健功效。喝健康饮用水，才是最好的补养。健康水是最廉价、最有效的保健品。

 ## 长期饮用健康水是营养补充的最好方法

在寺庙修行或地处深山老林居住的长寿村的人，大都精神矍铄，健康长寿。外国研究者根据多年研究追踪发现，他们之所以健康长寿，并不是他们吃得多么健康营养，而是因为他们饮用的是最健康的"六角水"。六角水就是我们前面提到过的六角水分子团水，也就是小分子团水。寺庙或深山老林中的饮用水多是溪水或山涧水，这些水因为不断碰撞而导致分子团变小，形成小分子团水。小分子团水能够提高各种营养成分在人体细胞中的沉积率，也就是说，有助于使食物中有限的营养成分被人体所消化吸收。因此，长期饮用健康水，是健康长寿的不二秘诀。

 ## 健康水对人体的保健功效

○健康水有助于排毒

我们生活在充满污染源的现代社会，食品安全是一个很大的问题，比如食品中的防腐剂、调味剂、膨松剂、色素以及被农药污染的果蔬等，甚至病死动物的肉类等等，这些对人体有极大的危害。当大量的毒素堆积在体内，我们就会出现亚健康、生病，甚至发生癌变。怎么排出身体内的各种毒素？时刻保持组织器官的通畅，便于人体"体内大扫除"。要做到这一点，健康水必不可少。因为小分子团水具有很好的代谢功能和分解废物的能力，可以很好地促进肝肾排毒。

注意啦!

健康喝水排毒法：每月固定选择2~5天只吃早餐，不吃午餐和晚餐（此处指禁主食），空腹分几次喝下2000~2500毫升的小分子团水，再吃些水果蔬菜。当连续2个月达到日排便1~2次，且粪便为鹅黄色，光滑不断裂，异味较轻时，说明宿便基本排净，身体状况得以明显改善。

○健康水有助于人体酸碱度的平衡

人体酸碱度是一个经久不衰的话题，大量医学研究表明，人体呈酸性体质是多种疾病之源。

如果肠道内酸性物质过多，会引起胃灼热、反酸水、胃溃疡、尿酸、四肢酸痛、便秘、酸性腹泻等；酸与人体内的钙、镁等碱性矿物质结合成盐类，可导致骨质疏松症；体内酸性废弃物堆积，会堵塞毛细血管，血管循环不畅，就会导致高血压、冠心病、糖尿病以及各类癌症病变；酸性盐堆积在关节或器官内，会导致动脉硬化、关节炎、肾结石等。

怎么办？必须及时调节体内的酸碱平衡，使体液、血液处于弱碱性的健康状态。吃碱性食物是一种方法，但不能避免一些酸性食物的摄入，此时喝碱性水就是很好的选择，因为水是进入人体最多的物质。

研究发现：酸性体质的人只要每天喝大量弱碱性的小分子团水，10~15天后，体液就会向弱碱性转化。长期坚持，不仅有助于保持体内血液、体液的弱碱性水平，还能有效溶解和降低酸性物质在人体的沉积，减少因酸而导致的各种疾病。为了人体健康，建议大家喝pH值在7.1~8.5之间呈弱碱性的健康水。

○长期饮用健康水有助于提升人体的免疫力

研究发现：长期饮用小分子团健康水的人，体内的免疫球蛋白含量明显高于常人，其肝脾的代谢、排毒功能也非常优秀，具有较高的抗病能力。就是说，长期饮用健康水，有助于提升人体的免疫力。

○健康水有助于消除人体内的氧自由基，延缓衰老

氧气是人类赖以生存的重要物质之一，离开氧气，我们的生命将不复存在。但是，氧气也有对人体有害的一面，比如它产生的一种叫氧自由基的有害物质，这个物质会自行与人体内的其他物质分子反应生成新的自由基，对人体各种组织、生物膜系统等造成很大的攻击性和破坏性，是人体疾病、衰老和死亡的直接参与者，对人体的健康和长寿危害非常大。但是，自由基是氧化作用所产生的，只要还原就能抑制氧化，含有高能量的小分子团的健康水就具有良好的还原作用。

所以，喝健康水，能有效消除氧自由基，抑制体内氧化作用，从而达到延缓衰老的目的。

日常饮用水的种类和特点

我们日常饮用水的种类很多，而且不同的水有不同的特点。了解这些水的种类以及特点，可以根据自己的具体情况，选择适合自己的健康饮水。

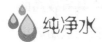 纯净水

水质污染越来越严重的今天，很多家庭都安装了净水器，纯净水也开始成为很多人的选择。纯净水是指采用现代技术（蒸馏法、离子交换法、电渗析、反渗透法）对自来水进行深度处理，除去了水中的有害杂质、细菌、矿物质和有机物等获得的水。其主要特征是纯净、无色无味，水中除H_2O外不含任何成分。

纯净水对人体细胞的亲和力很强，有助于溶解人体内的一些废物并将之排出体外，对机体有一定的"洗涤"作用。纯净水煮沸后无论是水本身还是对水壶而言，都不会产生水垢，因此常用于沏茶泡茶，茶水透亮，茶味纯正。

纯净水在纯净度和安全卫生方面是优于白开水的，这也是纯净水日趋成为日常主要饮用水之一的关键理由。因为传统的煮沸、蒸馏等方式虽然可以杀灭细菌、病毒和寄生虫卵等，却无法去除铅、氯等有害物质，而用现代技术制出的纯净水除了H_2O分子外，其他物质全部给杀掉，达到纯净的目的。但是，由于纯净水过滤了水中原本对人体有益的一些物质因子，而且过纯的水进入人体后还会"刮走"体内的微量元素。因此，不建议人们长期饮用纯净水，以免导致身体某些矿物质和微量元素的缺乏，造成免疫力下降，影响机体健康。

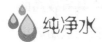 白开水

白开水是我们最常见也最常喝的水，是指经过消毒的自来水。未经煮沸的水称为凉水或生水，经过煮沸的水就是白开水。白开水的硬度较生水的硬度小，是营养专家和医生都提倡的健康饮用水。可以

说，白开水是最好的饮品。

从医学角度来讲，白开水比任何饮料都解渴，还容易被人体细胞膜所吸收，并有助于加强血液循环，促进新陈代谢，增加血液中血红蛋白的含量，增强机体免疫力和抗病能力，具有很好的生理价值。

从营养学角度来讲，白开水不仅满足机体对水的生理需求，还有助于机体从水中摄取矿物质和微量元素。也就是说，白开水是人体摄取矿物质和微量元素的重要来源。

矿泉水

矿泉水因其中含有矿物质而得名，其定义是指从地下深处自然涌出的或经人工发掘的、未受污染的地下矿水，含有一定的矿物盐、微量元素或CO_2气体；水质符合国标饮用矿泉水标准的饮用水。

相对于白开水和纯净水来讲，矿泉水的营养价值更高一些。人体内的占体重0.01%以上元素称为常量元素，如钙、钾、镁、钠；低于0.01%的称为微量元素，如铁、铜、锌、碘、镍、钴、铬、锰、钼、氟、硒、硅、钒。有些元素是人体必须的，缺乏某种微量元素就会出现异常或病变。比如钙是骨

注意啦！

白开水放凉到25℃左右，具有特异的生物活性。习惯喝这种温度白开水的人，体内脱氢酶的活性较高，肌肉中的乳酸积累减少，比常人较少容易感到疲劳。

骼、牙齿及软组织的重要成分，人体缺钙容易患佝偻病、骨质疏松症、心血管疾病；钠是机体组织和体液的固有成分，对调节机体水盐平衡和维持细胞功能起着重要作用；钴是维生素B_{12}的组成成分，当机体缺乏钴元素时，就会导致缺乏维生素B_{12}，而维生素B_{12}对血红蛋白的形成起决定性的作用。矿泉水中富含多种矿物质和微量元素，极易被人体小肠所吸收。因此，矿泉水是人体获得这些矿物质和微量元素之源。

矿泉水是经过数百年，甚至数千或数万年在地下深循环，在地质作用下形成的液体矿产资源，是不可再生资源，比较有限，因此不可能大量提供人们饮用。此外，营

养学家也不建议人们大量饮用矿泉水。因为矿泉水虽然含有对人体有益的多种矿物质和微量元素，但含有过多矿物质的水也会给人体造成不必要的负担，而且有的矿物质不一定能被人体所吸收，长期积蓄在人体内，反而会影响人体健康。

茶水

如果说可乐与茶水是现代和传统的区别，那么咖啡与茶叶就是西方和东方的区别。东方人爱茶，不仅是爱一种悠闲自得的时光，还因为茶叶在营养保健方面具有很好的效果。西方人习惯下午来杯咖啡，东方人则习惯上午来杯清茶。茶水，越来越成为都市人最爱的一种饮品。

茶叶是一个有机物的世界，包含了大约450种的有机化合物和几十种矿物质，进入机体后相互补充，相互协同，对人体的防病和治病起到了积极的作用。医学研究发现，长期喝茶的人抵抗力强、机体衰老慢，一般都身体康健，气质闲定。这是因为茶叶具有抗癌、防癌、防突变的功效，有助于杀菌、抗病毒、激活肠道有益菌，并有助于增强机体免疫力及抗机体衰老。

注意啦！

食物中的钙比水中的钙吸收得慢，长期饮用纯净水容易造成钙元素和钾元素的流失，建议正处于身体发育期的中小学生和老年人不宜饮用纯净水。

饮料

无论医生或健康专家如何悉数饮料的种种害处，饮料市场还是经久不衰，而且每年都会再增长十几种新品种。纵观市面上流通的各种常见的饮料，无非是在水里加了糖、香料和其他一些功能性的物质。不管加什么样的物质，防腐剂是必不可少的。还有一些金属罐装饮料，长时间存放后会有微量的金属（如铝、锡、铅）离子溶解于饮料中，长期饮用这些饮料，机体会因为这些金属积累超标引发一些诸如记忆力下降、骨质疏松、痴呆症等病症，而且还会损害肝脏、肾脏的代谢功能，降低机体抵抗力，使人发胖等。所以，无论广告做得如何神奇，建议大家少喝饮料。

饮料不能代替水

水是最好的饮品，但是没有味道，可不可以用饮料代替？不可以！

白水除了含有人体必需的矿物质外，比较纯净，因此最能解渴，进入体内也会很快地发挥代谢作用。饮料，是指以水为基本原料，由不同的配方和制造工艺生产出来，供人们直接饮用的液体食品。饮料除提供水分外，还含有色素、香精、防腐剂等其他成分，会加重肝脏的负担。因此，请不要用饮料代替水。饮料一般可分为含酒精饮料和无酒精饮料。无酒精饮料又称软饮料，包含果蔬汁类、饮用水类、咖啡类等各种饮料。

 ## 酒精性饮料

酒精饮料是指酒精含量在0.5%~65%的饮料，包括各种发酵酒、蒸馏酒及配制酒。常见的有白酒、红酒、葡萄酒、啤酒等。酒精对人体健康的危害很大：会阻断大脑在紧急情况下对水分的供应，导致大脑脱水，酒后头痛就是大脑缺水的具体表现；酒精对肝脏有伤害；酒精对免疫系统有抑制作用；酒精使人上瘾，长期饮酒者性格容易偏离惯常的标准。

注意啦！

酒是粮食精，偶尔小酌，有益身心。但多饮有害健康，切忌用酒精性饮料代替水。

 ## 咖啡及含咖啡因的饮料

咖啡文化在办公室白领阶层非常流行，它确实有助于振奋精神，短暂消除疲惫，但这并不代表它是健康的饮品。

无论是咖啡，还是含有咖啡因的其他饮料，确实有提神醒脑的功效，这也是白领、青少年对咖啡及含咖啡因饮料依赖的重要原因。但是，正是因为咖啡因能够使大脑细胞快速进入兴奋状态，减低外界的刺激信息，才出现各种健康隐患。比如身体脱水，你可能会发现，尽管你连续喝了两罐可乐，但几分钟后仍然感到口渴，这正是咖啡因的脱水作用导致的；比如儿童肥胖症，很多喜欢喝可乐、咖啡的儿童，普遍出现不同程度的肥胖；再如哮喘病，美国儿童哮喘病的发病率是其他国家的数倍，这是过度饮用可乐造成的又一大危害。

 ## 果汁类饮料

很多人认为，果汁味道好，营养丰富，完全可以取代水，甚至比水还富含各种营养素。首先，真正的天然果汁并不多，而且在加工的过程中水果中的维生素常遭破坏。其次，市面上大多数果汁类饮料，即便标注了纯果汁，但为了增加保质期，还是放了防腐剂以及其他添加剂。如果想喝真正的果汁，还是自己现榨现喝的最安全可靠。水果富含维生素，水富含矿物质，两者都很重要，不可相互取代。

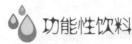 ## 功能性饮料

功能饮料是指通过调整饮料中天然营养素的成分和含量比例，以适应某些特殊人群营养需要的饮品，可适度调节机体功能。常见的功能性饮料包括益生菌类营养饮料、运动饮料和其他特殊用途饮料三类，其主要功能是抗疲劳和补充能量。

○益生菌和益生原饮料

能促进人体肠胃中有益菌生长，改善肠道功能，尤其适合老人、孩子和消化不良的人。

○运动饮料

大多含有大量对人体有益的蛋白质、多肽和氨基酸，能及时补充人体因为大量运动、劳动出汗所损失的水分和电解质（盐分），降低体能消耗，使体液达到平衡状态，适宜体力消耗后的各类人群，儿童不宜，高血压病人慎用。

○维生素饮料

能补充身体所需多种营养成分。维生素饮料除了补充人体所需的维生素外，其中的抗氧化成分还能清除体内垃圾，起到抗衰老的作用。这类饮料适合所有人。但一般维生素饮料都是含糖量较高的饮料，不建议糖尿病等人士饮用，也不建议未成年人饮用。

直接饮用自来水对身体有不利影响吗

虽然市场上有各式各样的饮用水，但老百姓经常接触的仍然是自来水管中的自来水。自来水可以直接饮用吗？长期饮用自来水对身体有影响吗？

自来水中的氯元素

首先，我们来做一个试验：把自来水含在口中，是不是有一种涩涩的味道？咽下去有点异味。这就是漂白粉的味道。城市中的水比农村的水难喝，就是因为农村多饮井水，城市中多饮自来水，自来水中有大量的漂白粉残留其中的缘故。

漂白粉广泛用于自来水的消毒工艺中，因为它可以杀菌、去污，预防食物中毒，保证自来水的安全，但其中含有氯离子，对人体是有害的。既然氯对人体有害，那能不能将自来水中的氯去掉呢？不能！氯是自来水杀菌的最主要化学物质，必须保留在水中，直至水输送到自来水管道中。

自来水中的其他有害物质

除了氯元素，自来水中还含有其他有害物质。国内一项科学调查发现，自来水中含有超过1200多种有毒化学物质，如果人们经常直接饮用自来水，其内的废物、毒素和重金属就会日积月累，蓄积于人体内，轻则引发肠胃疾病，重则造成其他疾病的隐患。

美国生物学家曾对美国的一些癌症高发区域进行一系列试验，发现自来水中的有机物与杀菌用的氯发生化学反应，可滋生导致癌物质

注意啦！

氯普遍用于自来水消毒，肝癌、膀胱癌、直肠癌、贫血、过敏等病症都与体内氯过量有关，不可长期饮用自来水。

的三氯甲烷。尽管后来美国自来水厂迅速用过滤性更高的活性炭来代替沙来过滤自来水，以减少自来水中的三氯甲烷含量，但后续研究仍然让科学家对自来水产生恐慌。因为除了三氯甲烷，自来水中还含有其他60多种有害物质。因此，不建议大家直接饮用自来水。

目前，自来水厂大都是用氯进行杀菌消毒，氯虽然可以杀死水中的大多数细菌，但在消毒过程中甚至在消毒后留在自来水中的游离态氯与水中的微量有机物反应，生成三氯甲烷、四氯甲烷等致癌物质，反而比原水还高数十倍。

另外，需要提醒大家的是，早晨不宜直接从自来水管中接水做饭或饮水，可先接一盆用来洗脸或洗漱。因为停用一夜的水龙头和连接水管中的自来水是静止的，与金属管道、水龙头等缓慢发生化学反应，容易造成金属污染水。更可怕的是，科学研究发现，在自来水管道停留一夜的水还会产生一种叫军团菌的细菌，人们长期饮用这种水容易出现腹泻、腹痛、呕吐、恶心等消化道疾病，或者引起嗜睡、胸闷、烦躁、抑郁等各种中枢神经症状。

水博士提醒

巧妙去除自来水中的三氯甲烷

1.自来水烧开后，根据容器大小继续沸腾5~10分钟。原理：三氯甲烷是具有消毒作用的氯和水中有机物化合而成的物质，加热自来水会进一步促进氯和有机物的化合作用，但在煮沸的过程中，同样也会蒸发掉合成的三氯甲烷。因此，自来水烧开后不要立刻关火，可继续沸腾5~10分钟。

2.使用活性炭净水器。原理：使用活性炭净水器是最简单有效减少自来水中三氯甲烷的含量的方法，需要注意的是，净水器的过滤器需要经常更换。关于净水器的相关情况，我们在下面的小节将会详细讲述。

净水器，享受健康水生活

自来水是生活用水的主要来源，但随着工业化进程的不断加速，自来水浑浊、杂质多、污染等也开始越来越引起大家重视。于是，家用净水器逐渐进入千家万户。选择有品质、质量、安全保证的净水器，是健康饮水的关键。

首先，我们了解一下净水器的工作原理。净水器，也称为净水机、过滤器。顾名思义，就是对水质进行深度净化或过滤处理的饮水装置。根据不同的净化原理和工艺，净水器可以分为很多种，较常见的是按滤芯组成结构分为反渗透净水器、超滤膜净水器和能量水机。目前市面最常见的是RO反渗透净水器，标配是5级过滤，及PP棉、前置颗粒炭、前置压缩炭、RO反渗透膜、后置活性炭。

大多数净水器的工作原理是采用阻筛过滤原理渐进式结构方式，由多级滤芯首尾串接而成，滤芯精密度由低到高依次排列，以实现多级滤芯分摊截留污物，从而减少滤芯堵塞和人工排污、拆洗的次数以

注意啦！

家用净水器一定要经常更换滤芯。普通的活性炭滤芯一般三个月更换一次，否则滤芯中过期的活性炭不仅不能及时吸附微生物及其他有害物质，反而会滋生有害微生物。

及延长更换滤芯的周期。还有一种新的设计思路，即采取分质原理，分离出一小部分洁净水，同时又尽可能让原水照常流通流动走，达到流水不腐。这样既得到了净化水，又不会或不容易在机内沉淀污物，避免形成二次污染和大大减轻滤芯损耗，水质更好更安全又节能环保。

家用净水器一般有两个作用，一是去除水中的污染物，二是改善水的口感。一般来讲，活性炭是最常用的水净化装置。因为活性炭不仅可以过滤水中的污染物，更可以很好地吸附异常的气味，使水更加净化。

谨慎选购饮水器

随着人们物质生活水平的提高，大家对生活有了更高层次的追求，健康养生意识也在逐步提高。现在，不仅净水器进入千家万户，饮水机也日趋成为家庭必不可少的标配之一。

饮水机，是将桶装纯净水或矿泉水通过升温或降温，来方便人们饮用的水装置。市面上的饮水机主要分为三种：温热型、冷热型和冰温热型。

饮水机类型	使用范围	工作原理	特点
温热型	用于日常饮水、泡茶和冲咖啡	使用时，按下加热开关开始加热水温，当水被加热到设定的温度时，加热指示灯熄灭，电热管停止加热。当水温下降到设定温度时，温控器触点接通电源回路，电热管重新发热，如此周而复始地使水温保持在85～95℃之间	提供温热水，经济实惠，适合喜欢热饮的人群
冷热型	适用于年轻人较多，或喜欢冷饮者。其中饮水人数较多的集团公司、事业单位、会议室等适合用压缩机式制冷饮水机，人数较少的一般家庭、宾馆客房等可选择半导体制冷饮水机	使用时，冷热饮水机由水箱提供常温水，进水分两路：一路进入冷胆容器，经制冷出冷水；另一路进入热罐，经加热出热水	提供冷水和热水两种选择
冰温热型饮水机	冰温热三用机一般适用于高档场所	使用时，根据个人需要，选择冰水、温水或开水	提供冷水、温水和热水三种选择，非常便利，费用稍高

市面上销售的饮水机种类繁多，价格在几百元、几千元乃至上万元之间参差不齐。如何选择一款安全可靠又物美价廉的饮水机呢？

STEP1 看品牌

选购饮水机的第一标准不是看外观或价格，而是品牌。为什么？在食品安全为第一要素的今天，国家权威机构认证非常关键。大品牌的饮水机涉水部件全部采用国家认证的食品级材料，不会产生重金属污染。但是，有些小品牌甚至杂牌的饮水机，很可能为了追求利益而降低成本，采用非食品级材料，如工业塑料等，这些化学物质与水接触很可能向水中释放重金属等有害物质，严重危害我们的健康。

STEP2 看认证

无论是什么牌子的饮水机，都要注意认准产品是否已通过了两个认证：一是CCEE产品认证，这是中国电工产品安全认证委员会对电器安全性能的权威认证；二是卫生许可批件，主要用来保障卫生性能。凡是没有这两个认证的产品都存在安全隐患，请不要购买。

STEP3 看外观

在外观选择上，除了选择自己喜欢机型外，应着重检查箱体表面，如喷塑件是否平整光亮、色泽均匀、无褪色、无划伤、无起泡等。一般来讲，塑料件表面应光滑平整、色泽均匀。色泽粗糙无光，偏黄的塑料一般是回收料，回收料容易变色和产生污染。另外，还要检查底座是否平整牢靠，各板之间的连接缝没有出现拱直或内陷等，这是检查饮水机机壳结构牢固和耐冲击机械性的关键。

STEP4 看功能

喜好冷饮者，或者夏季使用率较高，可选购冷热饮水机；不喜冷饮，通常只用于热饮、泡菜或咖啡，可以选购温热饮水机，经济又实惠。

STEP5 看类型

●桶装饮水机：这种饮水机是当前市场上最普遍也是最传统的饮水机，一般结构简单，价格不贵，无须滤芯，通常有加温、制冷两种功能，多使用半导体制冷剂。选购时要注意产品的卫生性能，防止二次污染。

● 直饮机：人们对水污染的担忧推动了饮水机的再次革新，直饮机应运而成，完成了从"买水喝"到"造水喝"的变革。选购直饮机的关键不是厂家宣传的纳米技术，这并不可靠，而在于选择滤芯，这关系到水质的好坏，直接影响我们的健康。滤芯所用的材料不同，滤出的水差别也很大，建议买一些名牌的滤芯较为可靠。

STEP6 看价格

最后一点需要提醒大家的是：看价格，不可贪图便宜。一项调查研究显示，75%的市民选择购买价格较低的饮水机。大家普遍认为购买饮水机无须讲究，只要便宜即可。其实，国家质检总局公布的饮水机产品抽样合格率仅为62.5%，也就是说近四成的饮水机都存在着安全隐患。价格在100元以内的饮水机大多来自一些小厂，他们都靠零件组装、贴牌生产饮水机，在材料使用、技术支持上往往都不过关，对人们的健康完全没有保障。

饮水，是我们每天都在不断重复进行的事情，比吃饭还要频繁、重要，不建议大家购买便宜的饮水

机。饮水机买回家，清洁问题常常被使用者所忽略，这是一个很大的卫生隐患。如果饮水机长期得不到清洗，机内的贮水胆就会滋生严重危害健康的细菌和病毒，沉积污垢、重金属，甚至滋生红虫，造成水的二次污染。

很多人知道饮水机需要清洁和维护，但却不知道何时需要清洗，怎样去维护和清洗，往往想当然陷入一些清洗误区。

❌ 误区一：经常用洗洁精擦洗就干净了。

❌ 误区二：用热开水浸泡、冲洗饮水机。

❌ 误区三：发现水中有异味或异物的时候，再清洗也不迟。殊不知，这时饮水机的水已经受到二次污染了。

注意啦！

买饮水机不可贪图便宜，太便宜的饮水机未经质量检验，存在饮水安全隐患。

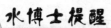

按照饮水的官方保洁要求，饮水机在正常使用状态下的3~6个月，就应该全面消毒清洗一遍。如果桶装水是矿泉水，则每3个月就要消毒清洗一次。千万不可等到水有异味或异物时才清洗，那说明饮水机内已经滋生了大量细菌。

建议大家请饮水公司的人对饮水机进行专业清洗，但需要注意的是，一定要选择注重售后服务的饮用水公司，并观察这些公司的清洗服务人员是否经过专业培训，使用的是不是一次性专用消毒清洗用品。

家用饮水机的具体消毒和清洗步骤如下

STEP1 拔掉电源插头，取下水桶，清除饮水机腔内所有的剩余水。饮水机排污管里的剩余水是导致饮水机二次污染的关键，这部分水必须彻底清洁掉。

STEP2 用干净的镊子夹住消毒的酒精棉球，仔细擦洗饮水机"聪明座"。"聪明座"直接与空气接触，很容易集聚细菌，用消毒的酒精棉擦洗，不但能去除上面的污垢，还能为下一步消毒做准备。

STEP3 将300毫升消毒剂溶解在2000毫升（家用饮水机腔体的常规容量）左右的水里，再充盈整个腔体。10~15分钟后，打开饮水机包括排污管和饮水开关，排出消毒液。

STEP4 用7000~8000毫升的清水连续冲洗饮水机整个腔体后，打开所有开关排净冲洗液。

STEP5 用消毒的酒精棉擦洗饮水机水龙头开关处的后壁。

STEP6 消毒清洁完成后不可马上接水饮用。正确的做法是，先接一杯水闻一闻有没有消毒剂的味道。如果有消毒剂的味道，就需要不断放水，直到水中闻不出气味，方可放心饮用。

家用桶装水，选购很关键

选购了饮水机，桶装水的选购也非常关键。建议大家购买正规厂家生产的桶装水，不可贪图便宜，购买一些假水或劣质水。总体来讲，家用桶装水的选购标准分为以下几点。

 ## 看桶

从食品安全角度考虑，食品级PC材料的标志应该是无色透明的。所以，不建议购买呈蓝色或其他较深颜色的桶装水，因为过于鲜亮的颜色往往意味着桶的废料加得越多，比如含有塑化剂的PVC材质，或者为了掩盖水质本身的缺陷。

建议大家选购透明或淡蓝色的桶比较安全。劣质桶除了外观上颜色深外，手感摸上去也是高低不平，尤其是桶口部分摸着会刺手，优质饮水桶则表面光滑。

 ## 看水

无论是纯净水还是矿泉水，合格的饮用水都应该无色透明，没有杂质，至少肉眼看上去没有悬浮物，水质非常清澈。

 ## 看水桶的身份证明

水桶的身份证明会在桶底一一呈现。正规的生产厂家大都会在桶底写上生产厂名、标志（logo）、材料批号、生产日期等，而且文字清晰可辨。一些小厂家或者假冒伪劣厂商则不会标记得那么清楚，或者字迹模糊。

需要提醒的是，近年来一些自主售水机开始不断进入各社区，社区住户只需投掷硬币就可以接相应的矿泉水或纯净水。对于这些完全暴露于露天环境且很难保证无人触摸或风吹杂乱的自助售水机，还是建议大家谨慎选择。

如何选购矿泉水

如果说白开水是最好的补养，那么矿泉水就是养生保健的万能中药。但是，市场上销售的矿泉水品种繁多，我们应该如何选择健康、安全、有益的矿泉水呢？

 ## 标签是水的身份证明

首先，我们在购买矿泉水时，一定要看清楚标签。认真查看有无正规常见的生产合格证、经营许可证。这样需要提醒大家，看矿泉水的标签有3个小技巧。

● 硬度：硬度在50毫克左右的软水口感柔顺、绵软；硬度超过150毫克就会有硬感或涩感。一般欧洲的矿泉水硬度偏高，中国和日本的矿泉水多为软水。这是因为欧洲地广人稀，水在富含钙、镁成分较多的地层渗透时间较长，硬度偏高；中国和日本人口密集，水在地层中渗透时间短，所以软水居多。

● pH值：这是显示水酸碱度的数值。以7.0（中性）为基准，pH值大于7.0为碱性，pH值小于7.0为酸性。

● 营养成分：这是直接摄入体内的成分，购买者需要根据自己的具体需求进行选择。

 ## 凭经验

可以凭借经验，从以下几方面对矿泉水的品质进行挑选。

● 根据品牌的口碑来进行选择。这是最简单有效选择矿泉水的方法。

● 眼睛观察。首先，要看水中有无沉淀物，除重碳酸钙型的矿泉水有少量白色沉淀外，一般应无沉淀物；其次，观察水的透明度：矿泉水应无色、清澈透明，不含杂质、不浑浊；再次，夏季看水的热容量：在夏季高温季节，装入真矿泉水的瓶外表面上会有冷凝小水滴出现，而盛自来水的瓶外表上没有冷凝的小水滴出现。

 ## 亲自品尝

最好的办法是亲自品尝，寻找自己最喜欢的矿泉水。

纯净水是饮用水的最佳选择吗

纯净水，顾名思义，就是很纯净的水，是将天然水经过多道工序处理、提纯和净化的水。除去了对人体有害的物质，同时除去了细菌，因此可以直接饮用。纯净水的定义是"纯洁、干净，不含有杂质或细菌的水，无色透明，可直接饮用。"

在目前中国饮用水市场，主要有白开水、纯净水、矿泉水、矿物质水等，由于自来水的氯污染和矿泉水、泉水等受资源限制，纯净水因为安全卫生，且具有很强的溶解力而被很多人所接纳，目前已经占据了饮用水市场的半壁江山。我们来看一下纯净水对人体的益处。

●纯净水的溶解度高，和人体细胞的亲和力最强，有助于促进新陈代谢，更好地溶解和清除人体内的各种垃圾和污垢，帮助机体排出体内的毒素，活化细胞及内脏。

●百调之水。用纯净水泡茶、调酒、烧饭、冲咖啡等，可以更好地发挥食材本身的色、香、味及营养，不会使其遭到破坏和干扰。比如用纯净水沏茶，茶汤明亮，茶味香醇，不仅口感好，还不易生茶锈。

●辅助疗疾作用。纯净水有助于溶解和防止血脂内的胆固醇升高、降低血液黏稠度等，对各种结石病、高血压、动脉硬化等患者有益。

●美容作用。纯净水是最便宜的美容品，长期用纯净水洗脸可有效洗涤面部分泌物，滋润皮肤，保持皮肤细腻光泽。

●解酒作用。纯净水可延缓乙醇的吸收，具有解酒及防止酒后腹泻的作用。

纯净水对人体虽有诸多益处，但因在制作过程中去除水中的细菌杂质，同时过滤掉了人体所需的一些矿物质，长期饮用会导致人体微量元素的缺乏，所以不建议把纯净水当做日常饮用水长期饮用。尤其是正在生长发育中的少年儿童和老年人，不宜多饮纯净水。

水杯的安全与健康

类型	材料构成	优点	缺点	小结
塑料杯	塑料属于化学高分子材料，多数高分子化学材料对人体健康有害	价格便宜，不易碎，携带方便	1.用塑料杯装开水，塑料中有毒的化学物质更易释入水中 2.塑料杯从微观构造来看有很多孔隙，易藏留污物；难清洗，易被二次污染，或有异味	1.购买塑料杯时，一定要选择符合国家标准的食用级塑料杯 2.不建议用塑料杯来盛开水
玻璃杯	玻璃材质，也就是由无机硅酸盐类烧结而成的	安全可靠，易清洗	易碎	优选水杯
陶瓷杯	由陶瓷构成	美观，渗透性好，适宜做茶杯	陶瓷杯内壁通常涂有一层釉，该釉接触到开水或酸、碱偏高的饮料时，其内的铅元素及其他重金属容易析出，危害人体健康	陶瓷杯最好选用本色杯，而不要选用内壁五颜六色的彩釉杯
一次性纸杯	聚乙烯会转化成羰基化合物	使用方便、价格便宜	遇热水易形成有毒物质，并产生怪味	味道越淡越好，表面厚实更好装水
功能杯	加工时加入功能材料，使水呈现一定功能的水杯。目前主要有磁化杯和能量杯	正规合格的磁化水，对人体健康和疗效均有一定作用；能量杯有一定的保健功效	市场上销售的功能杯有50%以上属于非常规销售，一般的消费者很难辨别或购买到正规合格的能量杯	除非有权威渠道，否则不建议选择功能杯，以免适得其反，影响健康

坏水是百病之根，警惕几种水

好水是生命之泉，坏水是百病之根。在日常生活中，我们要避开这些"坏水"，为自己的健康负责。

类型	介绍
生水	也称为凉水，是指没有烧开的水。常见的生水有自来水、井水、河水等。在农村，部分农户劳作一天，回家径直从自来水管中接碗凉水豪饮，甚至有的直接饮用浇地的井水。这是不对的。因为生水中含有很多对人体有害的细菌、病毒和各类寄生虫及虫卵，未经处理是不宜直接饮用的
老化水	指长时间储存不动的水，俗称"死水"。老化水一般多见于农村用缸贮存的生水或暖瓶中的存了好几天的水。无论哪种老化水，因为长时间存放，里面含有的有毒物质不断增加，不建议喝。尤其是老人，长期饮用老化水，会减缓新陈代谢，增加食管癌、胃癌等发生概率
重新烧开的水	有人习惯把电热水壶当成暖瓶使用，凉了再重新烧开，或者把热水瓶中的温开水再倒入壶中重新烧开，这些就是重新烧开的水。这种烧开了凉，凉了又烧的水会导致水分二次蒸发，水中的亚硝酸盐的含量升高，而亚硝酸盐是致癌物质的一种
千滚水	是指在炉子上沸腾很长时间的水，或者在热水器中反复煮沸的水。这类水含有钙、镁等重金属和亚硝酸盐的含量过高，容易导致腹泻、腹胀等症状
未烧开的水	自来水都是经过氯化消毒的，这个过程可以分离出氯化氢、氯等致癌、致畸物质。当水温升至90℃时，氯化氢的含量是原来的3倍，超过国家饮用水标准2倍。当温度升高到100℃时，氯化氢会随着蒸发而大大减少，如果能继续煮沸2分钟则更好
蒸锅水	是指蒸馒头笼屉下面的水。蒸锅水不仅水垢很多，还含有很高的亚硝酸盐及其他对人体有害的重金属元素。饮下这类水，可导致消化、泌尿、神经等各系统疾病，甚至可引发早衰

第三章

你不是病了，
只是渴了：
人体**长期缺水**的
结果是什么

你是不是时不时会感到头晕脑胀、颈椎酸痛、焦虑烦恼，甚至开始哮喘或过敏，你生病了吗？去医院检查，各项指标基本正常。怎么回事？是的，你没有生病，你只是渴了。聪明的身体有自己的应激反应，当你的身体长期缺水时，它就会发出警报。

身体不会撒谎，
渴了就会发出干渴信号

人类的身体非常聪明，当它的内部需求得不到满足时，外部就一定会通过各种形式表示出来。只不过，就像我们无法精准地判断婴儿每一次啼哭的含义，有时也会错误地将机体缺水的外在表现误解为生病。身体任何部位缺水，都会通过不同信号反应出来。你了解这些身体发出的"干渴信号"吗？

信号一：口渴

这是身体发出最明显的干渴信号。不过需要提醒大家的是，当你感觉到口渴时，机体已经丢失了相当于体重2%的水。比如你的体重是50千克，口渴的时候，你已经缺水1000毫升了。

注意啦！

口渴是身体发出最明显的求水信号。人体感觉到口渴时，机体已经丢失了2%体重的水。口渴了一定要及时喝水。

信号二：大便干结、小便液黄

食物进入人体内，营养素被人体所消化吸收，食物残渣或液体则会移动到大肠或小肠，等待排泄。如果体内水分不足，食物残渣（即大便）就会变硬，缺少水的润滑移动速度减缓，就出现了便秘。同样，脱水者的肾脏会浓缩尿液甚至阻止尿液产生。

信号三：压抑或抑郁

心理师在治疗抑郁症患者之前，通常会让患者先喝一杯白水。如果你长期感到压力或抑郁，这往往预示着你的脱水症状已进入比较严重的阶段。当机体缺水时，脱水的身体将不得不消耗色氨酸和酪氨酸这两种氨基酸，它们不仅是帮助肝脏解毒和提供大脑能量的重要物质，同样也是重要的神经传递素，用来平衡和协调身体的机能。如果它们的含量不足，神经传递就会迟缓、阻滞，状态低迷，人就会产生消极和压抑的情绪。

信号四：沮丧和灰心

身体的"固定资产"是氨基酸储备，氨基酸有着多种多样的用途，其中包括神经传递。体内缺乏氨基酸意味着"固定资产"的流失，大脑会将这种情形解读为体内能量严重不足，无力承担起它的职责。脱水会连续消耗某些氨基酸，使我们产生沮丧的感觉。

 ## 信号五：面部潮红或发热

面部是人体健康情况的晴雨表，有着高度敏感的机能，其神经末梢也需要水分灌溉。有些人喝酒就会面部发热或潮红，这是因为酒精使大脑出现脱水，说明当事者急需要补充水分。酒后头痛，也是因为大脑缺水所致的后果之一。

 ## 信号六：不能熟睡或失眠

口渴会使人经常从睡梦中醒来，且缺水还会让人感到燥热，无法熟睡。医生建议失眠的人睡前喝杯牛奶，因为牛奶有较好的安眠作用。其实不然，如果你在睡前喝杯水，效果会更好。

 ## 信号七：无缘无故地感觉疲劳

生活和工作并没有特别辛苦，一切都在按部就班地进行，但你却时不时感到疲劳。为什么？你缺水了。感到疲劳，是因为体内能量或能源不足，这与缺水休戚相关。我们通常把食物当成机体汲取能量的重要来源，其实水才是身体能量形成的主要来源。即便是食物，也必须经过水的水解过程，才能转化为能量。及时补充水分，疲劳立刻得以缓解。

 ## 信号八：莫名心烦意乱，容易发火

无论是男人还是女人，总会有一段时间特别容易发脾气。这其中与人体的生理周期有关，但通常也是大脑能量不足而产生的一种烦躁行为。不要着急，先喝一杯水，缓解大脑能量缺失，心情就会慢慢平静下来。

干渴信号被忽略或误解，人体就会出现脱水

现代社会，人们都忙忙碌碌，行色匆匆，忽略或忽视身体给予的很多信号，比如干渴信号。当你感觉到口渴时，这并不是单纯的干渴信号，而是你的身体已经非常缺水，甚至出现脱水的症状。我们来看一下身体脱水的三大标示。

 标示一：亚健康

身体没有生病，各项体检指标正常，但机体常常感觉到劳累、无力、头晕脑胀、肢体酸痛等不适，即类似亚健康的状态。在接下来的第四章中，我们将会详细讲到这些症状与脱水的密切关系。

 标示二：自身免疫性疾病

人类的身体是一个庞杂的、全方位的智能体，每个系统都有自己相对应的管理机制。身体掌管干渴系统的管理机制，称为身体的干渴管理机制。干渴管理机制失调，引发的身体各组织被破坏。这种破坏并不是物理性的致命破坏，而是潜移默化地组织损耗引发的一系列不良反应。只要我们对身体的生理机制进行调整，比如及时补充足够的水液，它们就可以得到修复。我们通常所说的自身免疫性疾病，诸如过敏、哮喘等，都属于这类病症。当你出现这些病症时，第一反应就是自己的身体脱水了，需要及时补充水液。

 标示三：更强烈的脱水危机信号

有专家研究认为有些常见病痛的出现，其实是身体长期脱水、基因遭到潜在破坏的早期信号，因为它们是以增加细胞内部酸性物质的数量和降低细胞活动状况为基础。这些病痛包括胃灼热、胃痛、偏头痛、风湿性关节痛、孕期晨吐等。

你是不是已经陷入危机四伏的脱水现象了

脱水，是指人体由于病变消耗大量水分而不能及时补充，造成新陈代谢障碍的一种症状，严重时会造成虚脱，甚至有生命危险，需要依靠输液补充体液。临床医学对脱水的描述，是"指细胞外液减少而引起的一组临床症状群，根据其伴有的血钠或渗透压的变化，脱水又分为低渗性脱水即细胞外液减少合并低血钠；高渗性脱水即细胞外液减少合并高血钠；等渗性脱水即细胞外液减少而血钠正常。"

自我判断自己的脱水程度

那么，在日常生活中，我们如何判断自己或家人是否脱水，脱水严重与否呢？我们一起来做一个脱水程度的测试，可以帮忙我们自行判断出轻度脱水、中度脱水和重度脱水。

1.感到轻微口渴。　1分

2.感到非常口渴。　2分

3.口腔黏膜干燥，脉搏速度正常。　1分

4.口腔黏膜十分干燥，吞咽动作疼痛，脉搏速度加快但弱。　2分

5.无故感觉疲劳、急躁又易怒、沮丧。　1分

6.睡不安稳、身体发热、尿液深黄色等。　2分

7.性急易生气、无法长时间集中精力。1分

8.尿液暗黄色。　1分

9.皮肤苍白、昏睡、脉搏速度加快但弱。　2分

10.无尿液与泪水，甚至休克。2分

测评：得分在5分以内，为轻度脱水；得分在6~10分之间，为中度脱水；得分在10分以上，为重度脱水。

高渗性脱水、低渗性脱水和等渗性脱水

轻度脱水、中度脱水和重度脱水的字面意思很容易被大家理解，但临床医学对脱水的程度有更专业的划分。临床医学根据脱水的严重程度不同，可将脱水分为高渗性脱水、低渗性脱水和等渗性脱水三种。

类型	高渗性脱水	低渗性脱水	等渗性脱水
别称	缺水性脱水、原发性脱水	缺盐性脱水、继发性脱水	急性脱水、混合性脱水
盐水比例	失水多于失盐	失盐多于失水	失水和失盐的程度差不多
渗透压	升高	降低	正常
脱水部位	细胞内液为主，组织间液与血浆亦有丢失	外液为主，组织间液丢失大于血浆	外液为主，组织间液与血浆等比丢失
脱水原因	在高温环境下工作或大量出汗、高热等导致的大量失水	慢性肠梗阻、严重呕吐、腹泻、大出血或大面积烧伤等	呕吐、腹泻、烧伤、腹膜后感染等消化液或体液急性丢失
临床表现	明显口渴、尿量减少，重者出现幻觉甚至昏迷	没有口渴或尿量增加或减少现象，视觉模糊、肌痉挛性痛，极易造成没有脱水的假象	口渴、舌干燥、尿少、皮肤干燥松弛等，是脱水现象中最不易控制的
补液方法	5％的葡萄糖或0.45%的生理盐水	含盐溶液或高渗盐水	及时补充5％的葡萄糖、生理盐水或平衡盐溶液

缺水对人体的危害

人从出生到生命的终止，一时一刻都离不开水。花儿缺水会枯萎，人体缺水会衰竭。缺水现象是不可小觑的，它能使人的健康处于潜在的危险之中。

人体各脏器排出的废物一般经过泌尿系统、呼吸系统和消化系统排出体外。假如人体缺水，肾脏的功能就不能很好发挥，就会引起尿量减少，同时，还会引起大便干结。这样就降低了身体对自身所产废物和毒物的处理功能，从而加重肝脏负担，影响肝脏正常功能。

人体摄水不足还会加速机体衰老，导致皮肤干燥、皱纹增多、弹性降低、小便减少，影响身体健康。

当身体缺水程度超过体重的2%时，会感到头晕、心慌、烦躁、无力；当缺水程度超过体重的7%~15%时，就会出现中毒性休克或意识丧失；当身体缺水超过体重的20%时，就会有生命危险。

具体来讲，缺水对人体有以下影响：

• 影响细胞增殖，降低人体免疫力。
• 影响细胞内氧化还原过程。
• 影响细胞内碳水化合物的形成和蛋白质的新陈代谢。
• 影响甲状腺分泌和肾功能发挥。
• 影响细胞增殖，降低肾功能。
• 影响磷与蛋白质的复制过程。
• 影响氨基酸聚肽化过程，降低氧化酶的活力。
• 影响细胞膜的稳定性。

在具体的疾病方面，人体内缺水一会加大脑血栓、冠心病的发病率；二易形成尿结石和尿路感染；三易使皮肤干燥、皱纹增多，加速人体衰老；四会引起大便干燥，产生内毒素，引发腹胀、头晕等症状。

因此，为了身体健康，一定要特别注意补充水分。无论春夏秋冬，应保持体内有足够的水分。专家们认为，水的摄入既要适量，更要适时。一般来讲，少量多次饮水比较好。

身体长期缺水会诱发哪些疾病

水是全身关节的润滑剂，也是神经系统的缓冲剂。在人生的不同时期，水调节机制也在不断地变化。当身体内的水分充足时，关节的软组织、毛细血管、消化系统等都能有效地工作；当身体内的水分匮乏（即缺水）时，身体就会牺牲自己一些部位的正常状态，以保护另一些组织和器官的正常工作。这样就会导致组织损伤、疼痛等各种各样的健康问题，严重时还会引发一系列异常症状。那么，人体缺水时，会诱发哪些疾病呢？

●冠心病：在机体缺水的状态下，很多组织器官的细胞都会出现异常，其中以脑细胞和心脏受损程度最大，身体不得不动用紧急供水机制，去满足那些更重要的活性细胞。心脏会因缺水导致功能逐渐丧失，并显示出心力衰竭的现象。这一过程最初表现只是某支较小的动脉血管出现痉挛，然后形成堵塞，如果得不到缓解，最初的痉挛还会导致疼痛，乃至冠心病的形成。

●过敏症：临床医学研究发现，大量喝水有助于改善过敏症状。这说明身体长期缺水是导致过敏症的主要原因之一。如果患有过敏症，请坚持定时定量喝水，增加水分的摄取量，如果适当加一些盐，可以成为一种很好的防治过敏症的手段。

●便秘：身体内的各种垃圾和残渣是由肠道排出体外，若身体长期缺水，肠道的蠕动能力下降，不利于肠道垃圾的排出，便秘即由此而生，且毒素无法排出体外（后文将详细论述）。

●诱发癌症：人体就像一座化工厂，是以充足的水分和营养物质为基础，每天都在发生着复杂的化学反应。如果人体长期缺水，身体的生理机制就会被逐渐破坏，由此产生的病理机制是导致癌症的重要原因。

此外，缺水还与痛风、肾结石、关节疼痛等疾病的发生有关。所以，预防疾病的发生，科学喝水、及时补水是根本之道。具体病症和饮水的关系在下面章节，会详细讲到。

第四章

水不是药，但科学喝水可改善缺水性疾病

水有助于利尿通便，促进体内垃圾毒素的排泄，多喝水可预防便秘；水有助于稀释血液，促进血液循环，多喝水有助于预防心脑血管循环障碍；水有助于调节体温，解热镇痛，多喝水有助于解渴消暑。水，不是药，但科学喝水，却有助于改善一些缺水性疾病。养成科学喝水的习惯，为自己的身体健康买单。

水与新陈代谢

新陈代谢是指机体与外界环境之间的物质和能量交换以及生物体内物质和能量的自我更新过程。简单来讲，就是我们将蛋白质、碳水化合物以及其他一切进食的食物、液体进行加工处理，转化为人体能量，并产生尿液、粪便、二氧化碳等废物的过程。在人体新陈代谢的过程中，水作为溶剂，起着至关重要的作用。人体内的任何物质，必须溶解在水中，才可以引起化学反应。可以说，人体内的新陈代谢反应都是在水中进行的。

正常情况下，我们每天摄入体内的水总量大约在2500毫升，途径是食物中的水、直接饮用的水以及营养成分分解的代谢水。然后通过尿液、粪便、自然排汗、呼出的气体水等排出体外，大约2500毫升。摄入和排出的水分几乎对等，这是保持机体健康状态的重要指标。如果摄入的水分低于排出的水分，机体就会脱水。最明显的表现就是感到口渴，如果我们对这个信号置之不理，身体内的水平衡就会被破坏，影响正常的新陈代谢。

人体是否需要水，是通过下丘脑的渗透压感受中枢和口渴中枢来进行协调。丘脑下部的渗透压感受是体内水分不足的"感受器"。一旦体内水分不足，血压的渗透压就会上升。

当渗透压增高的血液流到丘脑下部感受血液渗透压的神经核时就会生成一种抗利尿激素，这种激素被送至脑垂体，再分泌到血液中，进入肾脏，使肾脏增加水分的继续

注意啦！

我们平时应该养成主动喝水的习惯。因此当身体发出口渴想喝水的信号时，往往意味着我们的机体已经缺水比较严重，对正常的新陈代谢造成了不好的影响。

吸收，从而排泄的水分就会减少，降低血液渗透压。同时，下丘脑的口渴中枢也会受到血液渗透压上升的刺激，向大脑皮层传送口渴的信号，使喉咙产生干燥的感觉，引起我们的喝水欲望，并通过喝水达到降低渗透压的作用，使体内水液恢复平衡。

那么，对于新陈代谢来讲，水的重要性何在？最重要的一点就是水可以调节人体的体温，使体温始终保持一种恒定的状态，不会因为新陈代谢的进行而产生较大的波动。当然，关于水的这一重要作用我们在第一章中已经做过详细的讲述，这里就不再重复。除此之外，水对新陈代谢的重要性还表现在以下三个方面。

━〰━ 溶解营养素

"人是铁，饭是钢，一顿不吃饿得慌。"食物对人类生存和生命活动的重要性不言而喻，但食物要想被身体吸收，必须通过水的电解作用。食物经过咀嚼后变成很小的小块进入人体的肠胃，消化液把这些小块溶于水中，不断分化、溶解，其营养部分被小肠黏膜吸收，再送入血液循环，成为血液中的重要组成成分，并借由水的帮助，将营养素传递到身体各处。如果人体缺水，血液很难自行循环流动，机体的各个组织器官得不到营养的供应，就会老化或受疾病的侵袭。

━〰━ 清除体内垃圾、毒素

吃喝拉撒是人体最基本的生理活动，如果说溶解营养素是"吃喝"，那么排泄就是"拉撒"。从进食到排泄，都离不开水的参与。我们体内所有剩余的食物残渣、垃圾、毒素等都通过汗液、尿液和粪便等排出体外，尽管排泄的方式不同，但其中都有水的参与。水有极强的溶解性和电离作用，促进废物的排泄，促进人体的新陈代谢。

━〰━ 参与身体的物理、化学反应

水分是所有体液的必要成分，所有体内细胞的物质改变、化学反应都在含有水的体液中进行。比如我们喝一杯豆浆，其内的蛋白质由胃液、肠液、胰液中的蛋白酶分解为人体所需的各种氨基酸，溶解于水中，然后进入血管，为机体细胞提供营养。

脱水与肥胖：
缺水和饥饿分不清

"饿了，该吃饭了。"

"不行！我太饿了，我必须吃东西。"

"我心情不爽，必须吃点东西给心情提供正能量。"

……

瞧！你看到了，人的身体或心情稍微有点神经反射，大家的第一反应就是饿了，需要进食食物。所谓肥胖，不仅与进食食物有关，还与体内缺水有密切关系。

─ᴧ─ 分清饥渴感和饥饿感

人类通过水和食物来维持各项生命活动，两种感觉和饮食有关。一是干渴导致的饥渴感，二是饥饿导致的疼痛感。因为这两种感觉出现在体内的同样区域，都是由组胺引起的，我们常常把两者混淆，也就是缺水和饥饿分不清。无论是饥渴还是饥饿，我们通常都认为是饥饿。于是不断进食，不断进食，这就是肥胖症的根源。

那么，怎么区分饥渴感和饥饿感呢？最好的办法就是吃东西之前先喝水，这也是减肥者最应该保持的习惯。但我们通常习惯性动作是先吃饭再喝水或喝汤。这样做的后果是直到身体严重脱水时，比如嘴唇发干、嗓子灼疼时，我们才会想到喝水。久而久之，就容易形成机体慢性缺水。

─ᴧ─ 细说脱水和进食过量的关系

正因为我们总是错把饥渴感认为是饥饿感，于是不断进食食物，形成暴食，这是肥胖者走向肥胖道路的第一步。

人的大脑约占身体比重的

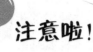

注意啦！

区分饥渴感和饥饿感最好的办法就是吃东西之前先喝水，这也是减肥者最应该保持的习惯。

1/50，但人体内20%的血液循环分布在脑部，供大脑使用。这意味着什么？意味着大脑具有很大的掌控权，可以随时从血液中选取自己的需求。大脑相当于计算机的芯片，它需要处理身体各个部位传递过来的信息，为了处理好这些信息，大脑需要消耗更多的能量，这也是20%血液需要流向大脑的重要原因。

大脑细胞主要通过两种形式来储存能量，一是ATP，二是GTP。ATP是三磷酸腺苷的缩写，是人体内组织细胞一切生命活动所需能量的直接来源，生命过程中化学能的储存和传递，蛋白质、脂肪、糖和核苷酸的生物合成都必须有ATP的参与。GTP是三磷酸鸟苷的缩写，是DNA复制时的引物和转录时的鸟嘌呤核苷酸的提供者，是细胞信号传导的重要物质，可以和ATP相互转换。

一般情况下，人体活动的能量来自ATP储备，它们分布在细胞的不同位置，机体所有的刺激活动想得到大脑的反应，都需要从ATP储存中获取能量。当ATP储备较少时，人体的很多刺激都引不起大脑反应，说明大脑细胞的控制功能正处于疲劳状态。此时，GTP储备就开始启动，尤其是在紧急状态，GTP储备的能量可以支持ATP储备，确保部分基本功能的正常运行，使大脑不因能量短缺而出现问题。

大脑能量库中的储备主要通过糖分和水电势能来获取能量，其中大部分工作有赖于糖提供的能量，因为甜味可以给大脑神经以快感和满足感。口腔受到甜味的刺激，其他器官也开始与之联动，尤其是肝脏。血液中的糖分不足时，肝脏就开始制造糖分。肝脏首先把食物中的淀粉转化为糖，然后是蛋白质和少量脂肪，脂肪的转化非常缓慢。由于肝脏一般通过食物中的淀粉才能转化为脂肪，因此少食淀粉，或者停止一段时间进食，脂肪的新陈代谢才会加快。

说到这里，大家应该明白，体重增加的原因是不断进食，而不断进食的目的是给不断工作的"芯片"（大脑）提供能量。然而，食物中只有20%的能量进入大脑，剩余的80%分布在身体各处，经过人体的消耗后，剩余部分会形成脂肪。那么，怎么消除脂肪呢？

肌肉在运动时，脂肪储备就

坚持锻炼，体内分解脂肪的酶就会活跃起来，消耗脂肪。因此，想要减肥的人，无论是节食还是喝水，肌肉的锻炼都是必不可少的。

成了能量源。因为运动的肌肉可以激活一种分解脂肪的酶。有健康专家做过一些调研，发现散步1小时后，这种酶就活跃起来，连续12小时分解脂肪。

与喝水相比，肥胖者通过消耗大量的食物来获取ATP（简称三磷酸腺苷，是一种不稳定的高能化合物）的途径，显然会让味蕾感到更加舒适。但是，大脑对ATP的需求，水的作用比食物要大，效果也更高。这是因为，ATP在水解时释放出的能量更多，水电势能也可以在第一时间转化为机体所需的能量，而食物转化为能量则需要一个较为缓慢的过程。所以，同等的能量，机体需要消耗数倍以上的食物才能获得满足。

其实，身体最初的需求只是水分本身，但经过一段时间后，组胺对于身体的缺水状态做出的反应，可能就会成为过度进食的基础。因此，身体缺水是肥胖症的根源之一。不要小看肥胖症，这不仅影响你苗条曼妙的身姿，更是高血压、糖尿病、冠心病等现代文明病的根源之一。

解决这一问题，最简单的办法是每天饭前半小时和饭后两个小时喝两杯水。在我们的生理机能寻求水分之前半小时左右提供水分，可以把饥渴感和饥饿感区分开来。只有机体不再缺水时，才会在真正需要食物时产生进食的需求。相对应地，我们对食物摄取的分量就会大幅度下降。对食物的欲望下降，暴食行为就会得以缓解。

良好的喝水习惯有助于减少体内脂肪沉积的问题

我前面已经提到，身体需要水，我们却在进食，这是暴食行为的源头，也是肥胖的开始。对于减肥的人，建议他们吃饭之前先喝水，把两种感觉分开了。他们没有为满足身体对水的需求而过量进食，这就是正确减肥方式的开始。因为人体肥胖最表层的2~3千克是

"水肿"，喝水有助于消水肿，这是减肥最初期顺利减肥成功的秘诀之一。但是，喝水减肥有着深刻的科学依据。人们摄取的食物中大多数以脂肪的形式储存体内，当脂肪形成并得以储存后，只有某些特定的化学指令才能使之发生分解。因此，增重容易减肥难，因为脂肪分解是一个非常缓慢的过程。

代谢脂肪的酶是一种分解脂肪的酶，能够对块状脂肪转化为很小的脂肪酸颗粒。脂肪酶对身体的活动性激素非常敏感，当肌肉变得活跃并且代谢脂肪的时候，酶能起到极好的辅助作用，其中最活跃的激素是交感神经系统的肾上腺素。肾上腺素分泌的最终结果就是储存的脂肪逐渐减少，体重迅速减轻。这种减轻体重的方法，比节食、运动

等都更为有效和稳定。

而且，肾上腺分泌越多，脂肪的水解、代谢能力越强。但无论是激素的分泌，还是脂肪的水解，都离不开水的参与。因此，在此基础上，我们增加饮水量，有助于启动对激素非常敏感、有助于代谢脂肪的酶生化的机制。这样体重下降更明显，而且与饮水量几乎成正比。基于这种看法，有些人就认为饮料也能满足身体的需求，这种看法是错误的。

任何饮料或多或少都含有甜味，大脑对甜食的反射叫"颅脑反应"。颅脑反应让新陈代谢朝有利于营养储备的方向发展，用于转化的酶减少了，胃口增加了。由甜味饮料让人产生想吃东西的冲动，导致饮食过度。因此，习惯喝可乐和

水博士提醒

苏打水、无糖饮料不适合水疗减肥

喝水有助于减肥目前被很多人所认同，但白开水口感不好，于是人们开始追寻口感好但不含糖的饮料。但是，无糖饮料包括苏打水对减肥是无益的。因为舌尖上尝到的任何甜味，都会促使胰脏分泌胰岛素。胰岛素是增加体重的代谢性激素，有助于促使脂肪细胞把食物的糖分和碳水化合物转变为脂肪。因此，饮料不利于减肥的水疗方案。

咖啡的西方人多肥胖。

咖啡因是多数苏打饮料的主要成分，它是一种药物，能使人上瘾，因为它直接作用于大脑。咖啡因还作用于肾脏，增加尿液的产量，有利尿作用。从生理学上看，咖啡因是一种脱水剂。因此，许多人每天喝许多罐苏打饮料，依然满足不了自身对水的需要。与此同时，很多人有误会。他们觉得既然喝了苏打饮料，就等于喝了足够的"水"，他们误以为饿了，吃下超出身体需要的食物。人们浑然不觉含咖啡因的苏打饮料能引起脱水症，混淆了缺水感和饥饿感，于是就超量饮食，随着时间迁延，体重就逐渐增加。

━〜━ 盐分也是减肥的一大功臣

水对减肥的作用主要是由于其清洁能力，因为多余的水分会通过尿液排出，但脂肪却恰恰相反。人体内的脂肪非常顽固，需要经过多次代谢，才能转化为二氧化碳被排出体外。减肥，不仅机体需要水分，也需要一定的盐分。

我们每天的饮食都离不开盐，但众多周知，食入盐过多，是脂肪堆积的"元凶"。因为盐是氯和钠以离子或化合物的方式存在的物质，

当我们摄取过量盐分时，细胞外液的盐分会单方面迅速增加，从而在细胞内外产生渗透压，吸干细胞的内液。体内缺少水液的润滑，脂肪的分解变得缓慢，各种垃圾、毒素堆积在体内，从而导致身体的水肿和肥胖。因此，很多医生或减肥专家会建议饮食调理一定要降低盐分摄入。但适当的盐分摄入也是减肥的关键步骤之一，控盐减肥要有度。

减肥过程中，无论是运动减肥还是喝水减肥，都会加大汗液或尿液的排出，导致减肥人群丢失的钠盐比一般人要多。这时候，如果再大量降低盐分的摄取，可能导致人体钠盐的严重不足，出现肌肉痉挛、头晕、目眩等脱水症状。

身体增加水分储备时，体内具有充分的盐分，才能扩大身体细胞外水分含量。身体在脱水状态下，身体会主动需找食物的盐分，这种特性是暴食行为的另一原因。所以，要想避免这种情况，就要保证机体正常的盐分需求。不同体质和不同劳动强度的人对食盐的推荐摄入量都会有所不同，对于减肥的人来说，限盐也体要有一定限度，不能过分减盐。

⼼ 怎样喝水才能减肥

喝水有助于减肥，但并不是简简单单随便喝点水就能减肥了。脂肪是一个特别顽固的物质，需要长时间代谢才能慢慢消掉。所以，在喝水减肥之前，你必须树立一个坚定的信心，就是你一定可以瘦下来，这样科学喝水一定有助于消脂减肥。过程可能比减肥药、节食要长一些，但这是最健康的减肥法，一定要坚持。

○清早起床喝水减肚腩

从健康养生角度来讲，我们在晚上睡觉的时候，身体在呼吸、排泄的过程中消耗了体内大量的水分，早上起床后，我们的身体就会处于一种生理性缺水的状态，需要及时补充水分。从减肥角度来讲，在早晨吃早餐之前，先喝一杯白开水或淡蜂蜜水，可以很快地加速肠胃的蠕动功能，把我们在夜晚积累体内的垃圾、毒素、代谢物排出体外，从而达到减小肚腩的作用。

○饭前喝水减小胃口

有人建议减肥者在吃饭之前半小时喝一杯水，可以减少因饥渴引发的"饥饿感"，减小胃口，利于控制食量。胃的伸缩性非常好，

注意啦！

限盐并不是一种固化的思维，当机体大量出汗，或者劳动、运动强度过高时，不建议拘泥于每天只能吃一定量盐的要求，而应当让食盐的摄入跟上钠的丢失，保持身体中钠的动态平衡才有助于身体健康。

其实大多数人的胃本身都不大，你吃得越多，胃口才会越来越大，胃部被撑大了，稍微有空隙就会觉得饿，以后节食自然不易控制了。吃饭之前先喝水，能够增加饱腹感，并减少食物的摄入量，长时间坚持，胃口自然就小了。

○下午喝水防赘肉

腰腹部的赘肉主要是因为长时间坐着和摄入高热量的食物而形成的。下午，人体的组织器官处于一种非常松弛的阶段，如果此时坐着或者摄入高热量的东西，极易导致脂肪蓄积。走起来活动活动，去饮水机接一杯白开水或泡一杯花茶，既可以驱散下午疲惫的情绪，也可以控制想吃东西的欲望，赘肉就没有了形成的条件。

压力和抑郁，喝水来帮忙

当我们面对工作、生活中的压力或一堆令人沮丧的情感问题时，大脑很难聚精会神地工作，这时人的负面情绪就来了，产生了抑郁。当前在中国饱受抑郁症折磨的人越来越多。其实，抑郁是人成长过程都会遇到的一种心智考验，经历了这种脑力消耗的考验，人的性格才能铸造坚韧、勇敢。不幸的是，有些人不能克服或化解这些负面情绪，产生自闭、伤人甚至自杀等严重不良后果。在本小节，我们要介绍的就是压力和抑郁的原因之一是大脑供水不足，及时补水，可以让很多负面情绪得以缓解。

⎍⌁ 什么是抑郁症

抑郁症又称抑郁障碍，是以显著而持久的心境低落为主要临床特征，是心境障碍的主要类型。临床可见心境低落与其处境不相称，情绪的消沉可以从闷闷不乐到悲痛欲绝，自卑抑郁，甚至悲观厌世，可有自杀企图或行为；甚至发生木僵；部分患者有明显的焦虑和运动

性激越；严重者可出现幻觉、妄想等精神病性症状。

我们想一想，医学上对抑郁症的描述是不是和人体脱水的生理现象非常相似？是的，其实抑郁症就是大脑脱水所导致的一种机体功能缺陷。

⎍⌁ 水与血清素、组胺以及抑郁症的关系

人体中血清素和组胺对抑郁症的影响最大。血清素是人体许多生理调控机制的必需物质，缺乏血清素是抑郁症患者的主要特征之一，许多抗抑郁药的作用机理都是通过减缓血清素的降解，延长血清素对神经末梢的作用时间。

血清素对人体的功能很多，和抑郁症最接近的功能就是可以调节人体的痛觉阈，产生痛觉缺失效应。以及控制食欲，帮助人们判断是饥渴还是饥饿。

组氨对大脑的功能至关重要，负责人体的水分和营养成分的分配，包括干渴感的生成和人体各部

分水分消耗的管理。从受精卵着床开始，组胺就可以呵护受精卵，让它慢慢成长、裂变，形成胚胎，直至发育成新生婴儿。在儿童、成年甚至老年后，组胺仍然在人体内发挥着不可替代的作用，许多神经官能症都与组氨代谢失调有关，而大部分心理问题也都与组胺在水分分配方面的过高活性有关。在人体缺水时，大脑必须在组胺的作用下才能维持生理功能。如果大脑长期缺水，不得不依赖组胺的作用，就会导致功能紊乱，这就是抑郁症的形成机制。

现在，我们已经了解了血清素、组胺和抑郁症的关系，而这些又都是因为大脑细胞缺水所引起的。我们就得出一个结论：水抑郁症是大脑供水不足的结果。水在人体的能量结构中有一个最重要的功能，就是提供水电势能，这是人体大脑和各部位细胞工作的直接能量来源。如果人体缺水或产生脱水，水电势能就会降低，有赖于水电势能提供能源的大脑生成的能量就会减少，能量少了，大脑的效率就会下降。于是，我们开始出现烦躁、恐惧、焦虑等负面情绪，这都是压力的具体体现。

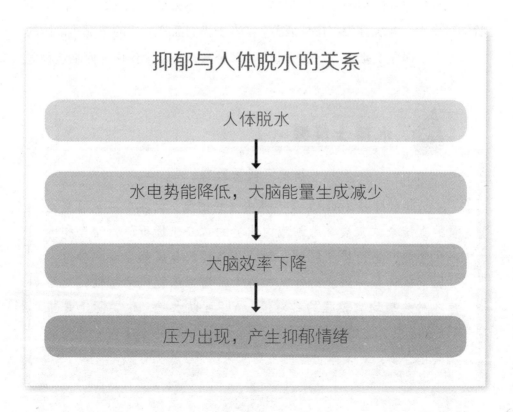

抑郁与人体脱水的关系

人体脱水

↓

水电势能降低，大脑能量生成减少

↓

大脑效率下降

↓

压力出现，产生抑郁情绪

⎍⌁ 慢性疲劳综合征是抑郁症的延伸

慢性疲劳综合征是出现在现代白领阶层最多的病症之一，其实慢性疲劳综合征也是抑郁症的延伸，追本溯源，也是脱水症的表现之一。

前面我们已经讲过，人体在脱水状态下，大脑内部的能量就会陷入低水平，三磷酸腺苷的能量储存将会逐渐耗尽，大脑依靠水电势能运转的效率降低.这种大脑功能运转不充分的情形，我们称之为"抑郁症"。如果由大脑水电势能不足所产生种种致命的影响导致多种症状同时出现，就统称为"慢性疲劳综合征"。医学上把很多与压力相关的晚期病理问题都贴上"慢性疲劳综合征"的标签。

医学界对于慢性疲劳综合征的成因，一般认为说是长期的不良生活方式或生活习惯，导致身体代谢系统和生理机制的平衡遭到破坏。其实人们面临压力的生理变化和身体缺水时的生理变化并没有两样。压力或脱水症状出现，身体原本的水分不足，大脑就会调动身体储备的基本物质。这一过程会大量消耗储存在体内的"应急水源"。于是，脱水造成了压力，而压力反过来又加重了脱水。

人体处于压力状态下，就相当于我们面临挑战的情况，机体的部分激素会发生作用。面临这种危

水博士提醒

认识三磷酸腺苷

三磷酸腺苷（ATP）是人体内组织细胞一切生命活动所需能量的直接来源，被誉为细胞内能量的"分子货币"，储存和传递化学能，蛋白质、脂肪、糖和核苷酸的合成都需要它参与，可促使机体各种细胞的修复和再生，增强细胞代谢活性，对治疗各种疾病均有较强的针对性。ATP可以水解，这实际上是指ATP分子中高能磷酸键的水解。所以说，ATP是细胞内一种高能磷酸化合物，对人体功能的主要来源。

机，身体的激素或作出"战斗"或作出"逃避"的反应。"战斗型"的激素主要是内啡肽、可的松释放因子、泌乳激素、后叶加压素和肾素–血管紧缩素。这些激素捍卫着机体健康，身体某部分一旦缺水，它们就顶上，直至压力解除。

〰 水是抗压力与抑郁症的天然良品

我们了解抑郁症与血清素、组胺、色氨酸之间的关系，而这些元素的作用又与大脑的水电势能休戚相关，我们由此得出一个结论：水是抗压力和抑郁症的天然良品！那么，水是如何直接或间接保持大脑细胞中血清素和色氨酸的稳定呢？

○人体脱水会引发大脑分泌血清素的能力降低

进入人体内的营养物质要想传递至大脑，都需要经过特定的输送通道。色氨酸与缬氨酸、亮氨酸、异亮氨酸、苯丙氨酸和酪氨酸等5种氨基酸同时使用同一套输送系统，色氨酸的传递速率取决于5种氨基酸的相对浓度。当我们的身体长期处于脱水状态时，我们血液中缬氨酸、亮氨酸和异亮氨酸的浓度就会上升，抢占色氨酸的输送空间，减少大脑中色氨酸的供应量，降低大脑分泌血清素的能力。缺乏血清素是抑郁症患者的重要特征，因此，人体长期缺水导致了抑郁症的出现。

○大量喝水有助于增加血清素的分泌

色氨酸对热能比较敏感，大量喝热开水可以在体内的细胞膜产生大量的热能，加速色氨酸通过细胞膜的过程，也就是促进色氨酸顺利通过细胞屏障，进入大脑，为大脑提供能量。大脑能源充足，活跃性高，抑郁自然消失不见。

○喝足水可以预防抑郁症

人体处于脱水状态，膀胱就无法形成足够的尿液，体内的酸性物质和代谢废物就无法有效排出；当我们喝足了水，膀胱的尿液充盈，不仅充分排出体内的代谢产物和代谢物质，透明无色的尿液也起到了"清洗"作用，清洗到机体的有害物质和垃圾毒素。充分排尿有助于保持机体健康的弱碱性体质，也就很好地预防抑郁症。

由此可见，要想预防和治疗抑郁症，首先就要避免身体长时间脱水。我们要养成良好的饮水习惯，对预防和治疗抑郁症非常有效。

脱水与大脑损伤

神经系统的疾病是非常可怕的，因为患者无法控制自己的半身不遂、四肢瘫痪、失语症等，甚至他们自己根本不知道自己患病了，比如老年痴呆症。神经系统的疾病，大多是因为大脑出现了损伤。

人类大脑的74.8%是由水分组成，对水分的流失极为敏感，甚至不能容忍哪怕是1%的流失。人类大脑的重量只占身体总重量的1/50，但却是整个身体的指挥中心。高智慧的组织器官自然需要高标准的营养供给。为了保证大脑正常的指挥能力，大脑总是处在一种特殊的液体环境的浸泡中。

注意啦！

大脑的含水量为74.8%，是人体最核心的中枢神经，其神经细胞只有一次生命，即便含水比例降低了1%，如果持续时间过长，大脑就不能正常运转。

大脑所在液体环境不是血液也不是血清或血浆，而是一种由很多毛细血管专为大脑生产的液体，称为"脑脊髓液"。脑脊髓液不仅为大脑提供减压保护作用，还可以防止忽然改变方位时，防止大脑被抛甩移位的危险。大脑的毛细血管还能够过滤脑细胞产生的有毒废物，并把它们运走。大脑所有的神经细胞24小时都在工作。让大脑的水分处于最佳状态，不仅能预防大脑疾病，还能提高大脑处理信息的效率。

如果家里老人出现中风的前兆，你最应该做的就是让他喝水，而且最好是一杯糖水或是一杯盐水。因为即使大脑的某一区域确实出现了动脉阻塞现象，只要让动脉血管得到充足的水分供应，也能够迅速康复。其原理是水能够减缓动脉血管的收缩，帮助毛细血管迅速扩张，防止血液凝块继续增大。所以，让那些患痉挛、中风或麻痹症的人喝水、多喝水——如果有可能，尽量在他们的血管形成凝块或者某些神经症状出现之前做到这一点。

脱水是**疼痛**的罪魁祸首，水是最便宜的"**止疼药**"

为什么医生让你多喝水，因为在脱水对机体造成难以挽回的伤害之前，聪明的身体会通过不同类型的疼痛来向主人表达它对水的迫切需求。

我们的身体总会出现这样那样的疼痛，为什么？这是机体组织细胞内部被破坏的外在表征。要想理解疼痛产生的机制，我们首先需要了解的是身体内部酸碱度的方式。人的体液和其他任何液体一样，都有酸碱之分。人体的酸碱度（pH值）是以0~14的数字来表示的。7是中性，1~7为酸性范围，数字越小，酸性越大；7~14为碱性范围，数字越大，碱性越大。人体理想的pH值为7.4，也就是和人体细胞内部的pH值相吻合，略偏向碱性的状态。这个状态最利于机体的健康，因为它最适合酶在细胞内部的活动，让酶最大限度地发挥功能。酸性环境会引起身体某些神经末梢发炎，这种炎症信息通过传递和转移，以疼痛的形式反应给大脑，于是我们就感觉到了疼痛。也就是

说，是我们身体内部的酸性物质导致了机体局部的疼痛。

要想缓解疼痛，最简单有效的方法就是多喝水。因为水具有很好的清洁和过滤功能，有助于将体内的酸性物质排出体外，保证细胞内部呈现碱性特征。水的分子式是H_2O，携带有氢离子。有些人担心氢离子（会产生酸性）会增加血液和细胞中的酸性，实则不然。因为肾脏会把多余的氢离子代谢掉，并通过尿液排出体外。产生的尿液越多，体内就越容易保持碱性。

〰 胃痛

胃痛是一种非特异性症状，或者说是一个泛泛的疼痛描述，通常发生在腹部的上方。临床医学一般将胃痛诊断为胃炎、胃溃疡、消化不良、十二指肠溃疡等。其实胃痛

是身体脱水所导致的最典型的疼痛之一，增加水的摄取量，有助于缓解这种症状。

如果我们细心观察，干渴的感觉最初并非表现为剧烈的疼痛。刚开始，我们只是感觉到腹部上方有些不舒服（如果一开始胃痛就非常剧烈，可能是溃疡，这是长时间脱水所致），这是机体短暂缺水所致。因此，我们首先需要的就是及时补水。水不是药，但是却是最简单有效的"止疼剂"。胃痛时喝杯热水，比吃止疼片更安全有效。

贪食症

贪食症是现代社会才出现的一个病症，多见于女性。贪食症并非是我们普通所说的贪吃，而是一种进食行为的异常改变。一旦患者会产生进食的欲望便难以克制和抵抗，不然就胃痛、身体疼，必须马上吃，而且每次进食量都较大。但是，患者在吃的同时也担心自己会发胖，就在进食后自行催吐。这种暴食又催吐的暴食现象每周至少发作2次，且至少已连续出现3个月以上。

前面已经提到过，我们常常分不清饥饿和饥渴的感觉，贪食症就是更严重现象的"分不清"。虽然需要一个长期斗争的过程，但贪食症患者一定要坚持病症发作时先喝两大杯水，坚持20分钟以后再进食。养成多喝水的习惯，贪食症就会慢慢得以控制。

左下腹部疼痛

如果消化不好或吃坏了东西，我们腹部的左下方会疼痛，甚至腹泻严重，一般被认为是肠胃炎，医生建议是吃氟哌酸。其实，在疼痛发生的初期，喝两杯热水也有助于缓解这个疼痛。

水在人体的器官中非常重要，而到了最后一个器官大肠时，更需要水的润滑性去推动粪便的排出。但是，当身体处于脱水情况下，肠道正常的蠕动就会减弱，而大肠下半部便会更加紧密地吸收最后阶段排泄物的水分，过紧的收缩会产生疼痛，这就是大肠炎的原因。此时，如果连续喝两杯水，疼痛就会缓解。

头痛和偏头痛

大脑是人体的CPU，需要更多的能量支撑。但身体脱水时，大脑为了保全核心处理器，只能"弃卒保帅"，以牺牲身体的其他组织需求为代价，把更多的血液调动到大脑这边来。当通往大脑的颈动脉血管把血液输送到颅脑内部之前，首先会把血液输送到面部、头部和舌部。也就是说，当大脑更需要血液或水分时，面部和头皮的血液循环会加速，这就是为什么我们缺水和喝酒（喝酒会导致机体缺水）时面部会发红，也是某些头痛产生的原因。

偏头痛和头痛类似，也是大脑缺水或过热产生的中枢信号，所以止疼药一般无法治疗偏头痛。偏头痛发作时，喝两三杯冷开水，有助于稀释和促进血液在大脑循环中更加顺畅，就会缓解偏头痛。

要想预防偏头痛，最谨慎的办法是定时定量饮水。足量的凉水或冰水有助于在人体内部发挥作用，给身体（和大脑）降温，促使身体各部位的血液循环系统收缩，因为血管的过度扩张可能也是偏头痛的诱因。

〰 眼睛干涩疼痛灼热

有些人经常感觉到眼睛干涩或烧热，这是他们产生眼泪的机制不够完善，于是他们开始拼命地眨眼睛，试图促进泪腺的液体循环。然而，大多数情况下，这个方法并不起效，或者是短暂舒缓1分钟后，干涩或灼热的症状更加严重。怎么办？最正确也是最根本的解决方法是喝两杯水，这些症状在几分钟后就会得以缓解。当然如果用滴眼液也会有一定的作用。

〰 颈椎痛

颈椎痛怎么办？很多人的第一反应是按摩，但物理性按摩只是缓解一时疼痛，而且按摩方法或力度不对，反而会加重病情。其实颈椎间盘得到充足的液体，是预防颈椎痛的重要方式。

颈动脉把水分和血液传递到脑部，如果想让同等量的水分回到颈椎间盘，除了多喝水外，还要保证在颈椎的血液循环畅通。平时可在多喝水的基础上，加大颈部运动频率，做到工作1小时后，起身运动10分钟，可多做些如绕颈之类的运动。

缺水与消化系统疾病

消化不良引起的疼痛是人体发出的最重要的、机体开始缺水的紧急信号。

消化系统的任何较重疾病，几乎都可以追溯到慢性、持久、不断加重的脱水。

消化系统疾病和水分的关系十分密切，因为无论是唾液分泌、胃液助消化、肠液促排泄等，人体的整个消化过程都有水液的参与。不幸的是，人们出现消化类疾病时，第一反应不是喝水，而是借助乳酶生、健胃消食片等非处方药。没有人想到通过喝水缓解病症。

〰 便秘及相关并发症

首先，我们来看出现频率最多的消化类病症：便秘。

正常的大便应该是柔软成型、黄色的粪便，如果你的大便硬结，排便困难，就是便秘。肠道是食物停留在人体器官的最后一步，它必须最大限度地把营养部分保留在体内。因此，肠需要更多的水分来分解固体食物，并趁机摄取其中的精华。任何被溶解的部分，都会进入血液循环系统，并输送到肝脏进行加工。不能继续分解的废物，就会通过尿液、粪便等排泄器官排放出去。

如果我们的身体水分供应充足，废物就会随着用于溶解食物的水分（起润滑作用），顺利通过大肠。在身体干渴机制的调节下，小肠的最后一段和大肠的大部分将会再一次吸收废物的水分，它们吸收的水分含量，需要基本满足身体其他部分的需要。因此，身体越是需要水，它们就会越多地吸收肠道里的水分，并挤压这些废物与水分相脱离，便秘就此形成了。

身体的脱水状态越严重，肠道吸收水分就越强烈，这是身体避免水分流失的又一种储存水的机制。便秘以及相关的肠道并发症就是因为肠道黏膜吸收大量水分，导致粪便变硬，排泄困难所致。要避免这种情况，增加水分并摄取某些蓄水性强的纤维，是解决便秘的天然办法。

∿ 肠炎性疼痛

急性肠胃炎是我们经常会听到的消化类疾病之一，尤其好发于春夏或夏秋交际的季节，常伴有便秘或腹泻的症状。

其实，这种疼痛往往与便秘有关，是持续缺水造成的。换句话说，这是身体缺水的另一种信号。具体这个病症可以参考我前面所讲的"左下腹部疼痛"小节。

∿ 假性阑尾炎

肠胃炎的疼痛多发生在左腹下方，如果右腹下方出现剧烈的疼痛，大多被认为是阑尾炎。但是，很多症状与早期阑尾炎相似，比如腹部右下方一直隐隐作痛，但没有身体发热，疼到不能触碰的地步等阑尾炎的其他特征，这就是假性阑尾炎。只要喝一两杯水，右下腹的疼痛就会缓解。

∿ 食管裂孔疝

另外一种经常遇到典型的消化不良性疼痛，也和脱水不无关联。

我们大家都知道，消化过程有赖于水，当体内有足够的水分时，消化过程才会顺畅，胰腺才能制造水性碳酸溶液，为接纳肠道上游来的酸性胃容物做准备，幽门就会自动打开，让胃容物顺利进入肠道。如果体内水分不足，消化过程就不会顺畅，不允许胃里的经过腐化的酸性食物进入肠道。肠道壁不像胃壁，胃壁有保护层，可以防止胃酸的腐蚀，肠道却没有保护层。于是，处于胃的两端的阀门首先做反向收缩运动，幽门就越收越紧。这样一来，胃内的酸性食物无法进入肠道，只能在胃部不断积累，久而久之就会出现疼痛、反酸、呕吐等消化不良的症状，也就是医生诊断的食管裂孔疝。

注意啦!

痔疮、肛裂、息肉等肛周类病症的形成，都是长期便秘的结果，如果不及时根治，将导致大肠癌、直肠癌变的恶果。

脱水与心脑血管疾病

在脱水状态下，身体所有器官的细胞都会出现问题，只是有些细胞的受损程度更大，身体不得不动用紧急供水系统，去满足那些更重要的活性细胞。心脏无法避开因脱水导致的各种问题，它的功能会逐渐丧失，并显示出心力衰竭的迹象。

心脏出现问题，最初只是在某根较小的动脉血管出现痉挛，人体就感觉到疼痛。如果此时及时为身体补充水液，痉挛现象就会减弱，动脉血管的阻塞也会被化解。也就是说，心脏病发作的早期，水的治疗效果强过其他任何药物。

脱水也会引发脑中风。现在中风的病患，其中一大部分是因为不注意生活细节，尤其是老年人喝水量太少，以致血液浓度过高所引起的。尤其是夏季，天气炎热，出汗多，水分会大量流失，如果老年人不能及时补充水分，就很容易导致体内缺水。而人体一旦缺水，血液总量就会减少，变得黏稠、流动不畅，这样不仅会引起血压升高，还

注意啦！

脱水造成血液黏稠度升高，血液循环阻塞，极易引发心脑血管疾病。

会导致血流变慢，容易形成微小血栓。微小血栓堵塞脑血管，就极易引起"缺血性脑中风"。当然中风的原因有很多，如脑部血管栓塞、血管硬化、糖尿病或高血压引起病变。

但有关专家认为，摄取的水分不足，可将意外的发生机会提高三成之多，因此建议每天总体摄水量在2500毫升左右，可以有效避免悲剧的发生。

心血管内科有一个医学实验证明了水的能量。在实验中，实验者对大脑动脉出现阻塞的动物进行静脉水分注射。一段时间后，实验者

惊喜地发现："坏死"区域的范围迅速减少，大脑缺氧或缺血的区域也得到康复。

也就是说，即使大脑的一条主动脉出现阻塞，水也有助于周围的毛细血管迅速扩张，防止血液凝块继续增大。同样，如果出现的神经问题是血管痉挛现象引起的，水也能够减缓动脉血管的收缩。

通过这个实验，我们得到一个结论：让那些患痉挛、中风或麻痹症的人喝水、多喝水——如果有可能，尽量在他们的血管形成凝块或者某些神经症状出现之前做到这一点，就能得以缓解。

另外，脑部脱水还会引起多种疾病，常见的有脑血管阻塞或破裂，即脑中风。但它并不是单一的疾病，而是脑梗死、脑出血、蛛膜下腔出血等使脑血管产生障碍的各种疾病的总称。而这些病的背景都是动脉硬化，再加上精神过度紧张、饮酒、过度疲劳，身体已到了最危险的时候，一触即发就会造成出血的结果。

所以，水虽然不是药，却也是无所不在的天然药物，有助于防治一些严重的流行疾病。心脑血管疾病并不可怕，说到底就是血液的某根动脉出现了堵塞，用水疏通就好了。对于比较严重的病情，我们自然要借助医学手段，但不花钱又简单有效的喝水法，完全可以作为辅助疗法，而且没有任何副作用，何乐而不为之呢？

 水博士提醒

中老年人要养成定时喝水的习惯

人体的水分随着年龄的增长而消减，老年人比年轻人更容易脱水，这也是老年人容易出现贫血、血凝、心脑血管阻塞的重要原因，严重时可引起心肌梗死或脑卒中。所以，老年人应该平时养成定时喝水的习惯，千万不要等到口渴时再去喝水，此时已造成程度不同的"脱水"了。

水与胆固醇

胆固醇是临床生化检查的一个重要指标，一般爱喝酒或肥胖人士，在医学体检时都会被报出胆固醇高的报告，建议被检验者采用低盐、低脂的进食方式，并慎饮酒。

胆固醇是什么，是动物组织细胞所不可缺少的重要物质，它不仅参与形成细胞膜，而且是合成胆汁酸，维生素D以及甾体激素的原料。在正常情况下，机体在肝脏中合成和从食物中摄取的胆固醇，将转化为甾体激素或成为细胞膜的组分，并使血液中胆固醇的浓度保持恒定。当肝脏发生严重病变时，胆固醇浓度会降低；而在心肌梗死和肾病综合征患者体内，胆固醇浓度往往会升高。也就是说，胆固醇高是心脏和大脑疾病的原因之一，因为它会使动脉血管阻塞。

顺应自然，是人类生存的本性。如果外在环境和体内细胞的需要不同时，人体的细胞就会通过改变自身的薄膜结构来适应环境。通常情况下，人体细胞通过改变细胞膜的胆固醇含量，来防止液体不受控制地进进出出。如果外在环境相对干燥，机体为了自我保护，细胞膜就会封闭起来，保留细胞内部的水分。细胞膜封闭的过程，是通过在膜状结构内部形成胆固醇沉积。也就是说，那种只允许水分进出的小孔会形成一种闭合状态。

 水博士提醒

如何防止高胆固醇

为了防止动脉和肝脏细胞胆固醇过量沉积，你需要在摄取食物前半个小时左右，为身体补充水分。只有这样，体细胞才能在身体摄取食物后，以及在它们与黏稠的血液接触之前，始终处于水分平衡状态。这也可使消化和排汗过程获取充足的水分，而无须动用血管细胞内部贮藏的水分。

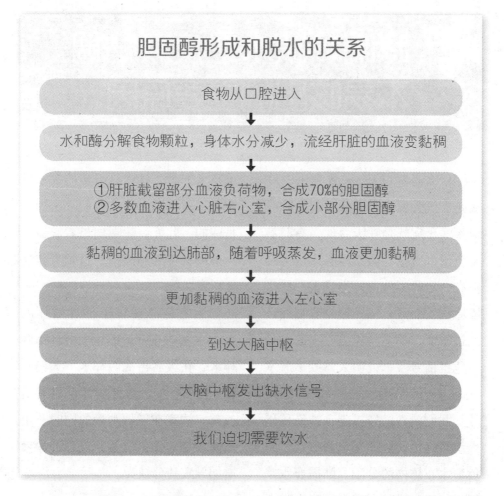

胆固醇形成和脱水的关系

食物从口腔进入

↓

水和酶分解食物颗粒，身体水分减少，流经肝脏的血液变黏稠

↓

①肝脏截留部分血液负荷物，合成70%的胆固醇
②多数血液进入心脏右心室，合成小部分胆固醇

↓

黏稠的血液到达肺部，随着呼吸蒸发，血液更加黏稠

↓

更加黏稠的血液进入左心室

↓

到达大脑中枢

↓

大脑中枢发出缺水信号

↓

我们迫切需要饮水

通过流程图，我们看到，我们吃下食物后，要经过一定的时间，身体才能摄取到水分。再加上黏稠血液的影响，胆固醇便产生了。

胆固醇增加是一种标志，意味着细胞形成了一种防护机制，有助于对抗逐渐增强的血液渗透力。因为黏稠的血液通常会使水分通过细胞膜向外释放，而胆固醇是一种天然的防水性"黏土"，它只要进入细胞膜的空隙，就会使细胞膜的"建筑结构"保持稳固，防止水分的流失。我们一定记住：细胞采取这样的防护机制是为了不让水分流失，而水分饱满的细胞则不会出现这种情况。

只要我们对每天的摄水量进行调整，确保细胞逐渐处于水合状态，身体对胆固醇防护机制的需求度就会降低，胆固醇的生成量也将随之减少。如果做到了这些，血液胆固醇的含量就会保持在合理的范围内。

哮喘：缺水是痰液黏稠不易咳出的主要原因

什么是哮喘症?大致来讲,哮喘是支气管发炎和痉挛引起的呼吸道疾病,症状是呼吸急促,有时甚至会使人窒息。医学界有人认为哮喘有一定的家族遗传史或由一些过敏原诱发而致,但无论是哮喘症还是过敏症,都是身体需要水的一种"危机信号",说明人体处于脱水状态。

我们前面已经提到,神经传递素组胺是水代谢的感应调节器,并负责水在体内的分配。肺需要水来保持气流通道的湿润,而哮喘患者的肺部,组胺的数量会增加,在呼吸过程中控制着水的蒸发,以保存体内的水分,使黏液有助于保护肺部组织,但也导致了痰不易咳出。所以,哮喘症患者应该随时调整和增加饮水量,症状会有所改善。

钠盐是天然的抗组胺药物,可以防止组胺的过度生成。增加饮水量的同时,也应该适当补充钠盐,对哮喘或过敏症患者的作用也意义非凡。钠盐是天然的黏液化解者,这也是为什么我们吐出的痰是咸的。此外,哮喘病患者应该停止摄取咖啡因和酒精,直到身体恢复正常。

无论是哮喘病还是过敏症的人,在每餐前1.5个小时左右喝两杯水,在饭后再喝两杯水。大概坚持1个月左右,两种病症都将有所改善。注意在增加水量的同时,也需要增加盐的摄取量,以弥补尿液增加导致盐分缺失。

注意啦!

哮喘发作时患者的感受是"感觉到喉咙内有痰,但不容易咳出来。"

糖尿病：严重的慢性脱水症会引发非胰岛素依赖型糖尿病

糖尿病是一组以高血糖为特征的内分泌代谢性疾病。一般空腹血糖大于或等于7.0毫摩尔/升，和/或餐后两小时血糖大于或等于11.1毫摩尔/升即可确诊为糖尿病。其典型症状就是"三多一少"，即多尿、多饮、多食，而体重减少。糖尿病的发病原因主要是由于胰岛素相对或绝对不足导致的，所以西医把糖尿病分为两种基本类型：一种是胰岛素依赖型糖尿病，这种糖尿病因为胰脏再也不能制造出胰岛素来，而采用胰岛素进行治疗；另外一种是非胰岛素依赖型的糖尿病，因胰脏仍然能够制造胰岛素，需要化学药物治疗，让胰脏逐渐释放出胰岛素，以便控制糖尿病患者的病情。

身体的很多细胞需要在胰岛素的作用下，从细胞壁中获取葡萄糖，但大脑并不依赖胰岛素。所以当体内的胰岛素分泌受到抑制时，新陈代谢受到严重干扰，但大脑除外，当机体因新陈代谢紊乱而出现严重的慢性脱水症时会引发非胰岛素依赖型糖尿病。

～ 胰腺：糖尿病患者的受损器官

胰腺是产生胰岛素的器官，直接参与身体各个区域水平衡的调节过程。糖尿病患者，大多数胰腺功能受损。

○胰腺和糖尿病的关系

胰腺是产生胰岛素的器官，而胰岛素的分泌不足又是导致血糖水平过高的直接因素。所以，临床上将糖尿病分为胰岛素依赖型糖尿病和非胰岛素依赖型糖尿病。前者也叫1型糖尿病，是由胰腺功能失常引起的，胰腺中的胰岛制造不出足够的胰岛素，以致血糖水平过高；后者又叫2型糖尿病，是由于机体对胰岛素不敏感导致的（即胰岛素抵抗），也就是说这类患者的胰腺虽然能制造胰岛素，但身体组织对这些胰岛素起不到应有的反应。总之，不管是哪类糖尿病患者，其根源多是胰腺功能受损导致的。

○胰腺的两大职责

人体的胰腺主要有两大职责。一是利用胰岛素来帮助调节细胞内部的含水量。我们知道，能够调节和维持细胞内部含水量的是钾元素，但前提是钾元素要进入细胞内部，钾元素怎么才能进入细胞内部呢？这时就需要胰岛素的协助了。胰岛素是帮助钾元素以及某些氨基酸进入细胞的重要媒介。所以说，如果一个人患上糖尿病，那么，胰岛素的媒介作用就会降低甚至停止。这会造成钾元素停留在细胞外部，它所携带的水分也就无法进入细胞。而水又是影响胰岛素分泌的重要因素，体内水分不足，胰岛素的分泌数量必然会相应减少，如此一来，就形成了恶性循环。细胞在长期缺水和营养物质的情况下，就会逐渐遭到损坏，并开始萎缩和死亡，这也是糖尿病成为许多相关疾病根源的原因。

二是帮助食物消化吸收。履行这一职责时，胰腺首先要制造出一种叫做水化重碳酸盐溶液的混合物，它的主要成分是水、重碳酸盐和胰腺酶。制造好以后，胰腺会把它分泌到肠道内，用来中和那些进入肠道的胃酸，然后就可以开始下一阶段的食物消化过程了。可是，如果身体的水分供应不足，进入肠道细胞的水化重碳酸盐溶液可能因数量不足而无法中和肠道的所有酸性物质，如此一来，食物消化过程也就无法完成了，人就会出现消化不良的情况。在消化不良的情况下，酸性物质会在胃部不断积累，并且会逐渐减少进入肠道的数量，到最后所有的酸性物质都无法进入肠道，这样一来，胰腺分泌的水化重碳酸盐溶液也会大量减少。长此以往，胰腺的功能就会受损。

⎰⎱ 2型糖尿病

2型糖尿病患者的胰腺产生胰岛素的功能并非完全丧失，仍然能够分泌一定数量的胰岛素，所以这类糖尿病通常是可以逆转的。在治疗时，不需要注射胰岛素，只需每天按时服用一种能够促进胰岛素分泌的药片就可以了，每天1次，每次1片。但是，这种药片常用于老年糖尿病患者，对年轻患者并不适用。另外，还需要注意的是，这些药片具有引发各种肠胃疾病、黄疸、肝功异常、血液细胞数量和构

成异常等副作用。而且如果长期服用这种药
片，可能会导致血糖过低乃至出现昏迷。
对于患有肝病和肾功能异常或衰竭的病人
而言，使用类似药物，具有一定的危险
性。那么，问题来了：既然药片具有那么
多副作用，除了药片，2型糖尿病的最佳治疗
方法是什么呢？答案是水疗。2型糖尿病患者只
要将每天的摄入水量调整到不少于2500毫升，再适当
调整饮食、盐分和矿物质的摄取量，通常有助于扭转这种局面。

注意啦！

糖尿病，尤其是非胰岛素依赖型的糖尿病，可能是身体缺水所引起的。

1型糖尿病

1型糖尿病多发生在儿童和青少年，也可发生于各种年龄。这种糖尿病患者的胰腺产生胰岛素的能力已经完全丧失了，需要用胰岛素来治疗。非强化治疗者每天注射2~3次，强化治疗者每日注射3~4次，或用胰岛素泵治疗，需要经常调整剂量。

这类糖尿病患者，如果身体处于缺水状态，而且在相当长的时期内没有得到补充，就会对胰岛细胞造成破坏，甚至有时候，这种破坏是永久性的，并最终导致糖尿病患者的身体遭到更大的破坏，比如眼睛失明、腿部萎缩甚至不得不进行截肢手术。

儿童糖尿病

近年来，糖尿病越来越开始呈低龄化发展。如果孩子在年龄很小的时候就出现糖尿病的症状，很可能形成一种"自身免疫性系统"疾病。也就是说，产生胰岛素的细胞遭到破坏，免疫系统随之失去正常功能。

一个孩子身体储存的水分要比成年人少得多，胰岛素细胞就更容易遭到破坏，而成长中的孩子总是处于脱水状态，这使得问题更加严重。在通常情况下，就身体的需要而言，软组织细胞内部大约有75%的范围需要被水占据，才能够发挥正常功能。所以，对糖尿病患儿来说，保证充足的水分摄入对促进胰岛素的分泌、稳定病情至关重要。

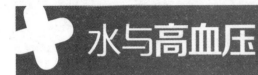

水与高血压

首先，我们来了解一下血压的概念。

人的血液输送到全身各部位需要一定的压力，这个压力就是血压。换个说法，我们也可以说血压是在心脏舒张和收缩的双重作用下，促使血液在心血管系统内流经身体各处的压力。正常人的血压范围（收缩压<120毫米汞柱和舒张压<80毫米汞柱）。高血压是指收缩压>140毫米汞柱和舒张压>90毫米汞柱，高血压是身体因为水量不足而进行自我调整的一种结果。

正常的血压可以保证人体的血液周而复始地在人体内流动，防止血液较重的成分在体内产生沉积现象，并为身体组织提供需要的养分。身体会

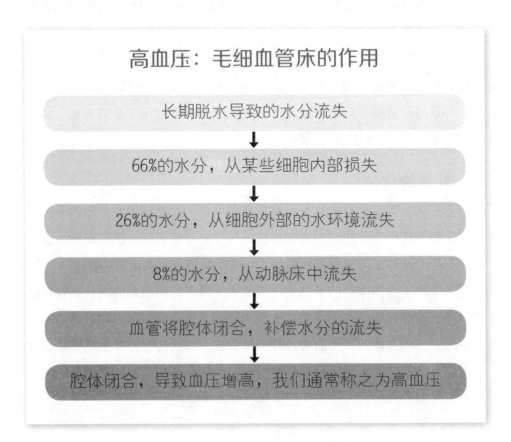

如果长期的高血压脱水症已经引发了心脏病综合征的，就得逐渐增加饮水量，以免病人体内积水过多，排不出去，反而对身体有害无益。

根据血液流量和组织需求的变化，张开或关闭血管壁上某些小孔或腔体，以适应内部的血液含量，避免没有足够的血液充满腔内的空间。

如果血管不能根据血液或液体量来调节和收放，气体就会挤占孔径的空间，将血液分离开，形成了气栓，当身体的水分流失时，即当身体摄取的水分不足时，66%的水分都是从某些细胞内部损失的，26%的流失发生在细胞外部的液体环境中，只有8%发生在血液循环的过程中。为了适应8%的水分流失，循环系统会自动收缩，起初，外围的毛细血管开始闭合，最终，更大的血管将血管壁绷紧，以此保证血管内部充满血液。血管壁的绷紧使静脉血压明显增加，这被称为高血压。

高血压患者通常要服用利尿药，以促进排尿，排尿量增加，使充满有毒物质的水肿被冲洗出去，心脏就能康复，血压也随之降低。其实，水就是最好的天然利尿剂。高血压患者需要增加饮水量，促进充分排尿，可在一定程度上起到利尿剂的作用。

日常生活中，我们要想避免原发性高血压，每天需要喝足够量的水，这样，尿液的颜色就会变淡。当然也要进行相应的饮食调整。比如一天的饮食中，应该包含3克盐，1克钙，500毫克的镁，以及钾元素等。这些微量元素可以通过西红柿、海带、杏仁、鸡蛋、牛奶、绿色蔬菜、豆制品、虾等获取。如果减肥或者无法做到膳食平衡的人，应该通过服用其他营养物，摄取这些矿物质。

每天摄取适量的钾、钙、镁和盐，可以使血压降低。因为，人体细胞内部和外部的水量，需要处于平衡状态。记住，盐有助于调节细胞外部的水分含量，钾、镁和钙这些矿物质有助于平衡细胞内部的水量。

关节性疾病，是软骨表面缺水的直接体现

水具有润滑关节的作用，关节性疾病多与身体缺水有关。

所有关节的表面都有包含大量水分的软骨物质，为关节运动提供必要的润作用。

膝关节疼、手关节疼等所有慢性关节疼痛患者，一旦出现疼痛，首先想到的就是受寒或这些部位的水分不足。这很好理解：中医认为，关节炎是风寒湿邪，痹阻经脉，经脉不通，不通则痛。另外，水是关节之间的润滑剂，水分循环不充分，无法将局部的酸性物质和有毒物质清洗掉，就引起了这些局部性的关节疼痛。也就是说，关节疼痛是身体因干渴而发出的一系列危机信号之一，与这一部位的过度脱水有关。

所有关节的表面都有软骨物质，他们覆盖分离关节的骨组织。这种结实的软骨层包含大量的水分，有助于使软骨的滑行相对容易，并为关节运动提供必要的润滑剂。因此，长时间脱水使软骨水分缺乏，就会使软骨在与其他关节接触时产生更大的摩擦力，从而产生关节疼痛现象。

注意啦！

机体长时间脱水使覆盖在关节表面的软骨水分缺乏，会使软骨在与其他关节接触时产生更大的摩擦力，从而产生关节疼痛现象。

软骨与脱水的关系

当软骨脱水时，它的滑行能力就会减弱，骨组织细胞感受到脱水状态，就会释放出疼痛的警报信号。假如它们在脱水状态下使用软骨，它们很快就会死亡，并从骨头

的接触表面剥离开来。软骨的正常环境是碱性状态，如果脱水，它就会变成酸性状态，"记录"疼痛的神经末端对这种酸性状态非常敏感。这种类型的疼痛，必须通过增加日常饮水量进行治疗，直到软骨完全与水结合，将酸性物质和毒素清洗掉。

通常说来，疼痛会从一个关节转移到其他关节，有时候疼痛甚至会在同一时间出现在对侧的胳膊或腿部的关节上。慢性疼痛有两个组成部分：边缘神经疼痛和大脑产生的疼痛。对于前者，服用某些止痛剂就可以治愈，比如苯基乙酰胺类药物。但是，这些止痛药无法治愈后者。这两种疼痛，都可以通过摄取充足的水分得到缓解。

软骨是一种凝胶状活性组织，软骨细胞喜欢生活在碱性环境中，这种环境取决于流经软骨的水分含量和软骨清除酸性物质的能力。盐通常有助于吸收酸性物质，并传递到水分中，将酸性物质从软骨细胞中携带出去。这是一种不间断的过程，要使这一过程见效，两种元素是必需的，即水和盐。充足的盐分供应，有利于防止关节炎疼痛，尤其是四肢或脊椎的关节疼痛。血清

中盐分含量增多，可以使水分流经软骨时更加通畅。

∿ 背痛

排除外部物理伤害和卧床姿势等外在因素，引起背痛的原因一般有二：背部的肌肉痉挛或腰间盘退化。腰间盘退化会使脊柱和韧带出现损伤，去医院可以检查出来。我们这里讲的背痛主要是指背部的肌肉痉挛。

在身体的脊柱区域，有23块椎盘和24块椎骨来支撑身体的重量，它们位于软骨骨盘中。软骨是人体内的胚胎性骨骼，是一种略带弹性的坚韧组织，覆盖了椎骨之间的平滑表面。附着在椎骨平滑表面的"终板软骨"是每一块椎骨结构的组成部分。当每一块椎骨活动时，椎间盘会在上下表面的终板软骨之间做最低幅度的滑动。上体重量的75%是由椎间盘的水压支撑的——椎盘能把水吸收到中央部位并保存起来。

在脱水状态下，人在运动或弯曲时，身体的重量会将椎间盘储存的水分挤压出去。假如损失的水分得不到补充，脱水椎间盘的中央腔体就会萎缩，难以支撑起整个身体

的重量。这些椎间盘随即失去楔入特性，脊柱的关节也会变得松脆，而且缺乏韧性。从另一方面说，在水分充足状态下，椎间盘本身并不会活动，但可以持续获得被挤压出来的水分，然后通过真空作用，再次吸收水分，并开始伸展和扩张，发挥固有的天然减压功能。

腰痛

水既储存在覆盖脊椎骨上面的软骨盘形末端，也储存在椎间盘核里。椎间关节处的水有润滑作用，椎间盘核里的水还有支撑上半身重量的作用。大部分关节之间都有断断续续的真空，水可以在其中循环流动，只有在关节活动时，水才会被挤压出来。为了防止腰痛，人们

注意啦！

任何关节型疼痛，通过多喝水、适当运动，让椎间盘生出断断续续的真空，疼痛就会在半个小时内得到缓解。

就得摄入足够的水，做各种腰椎运动，在椎间盘里制造出断断续续的真空，以便吸纳水。腰椎运动有助于减少背部肌肉痉挛。

骨关节炎

软骨细胞具有一种供水性能，再加上它本身的韧性，可以减少运动产生的外伤。当关节之间的软骨死亡以后，骨头与骨头开始"密切"接触。而坚硬的骨骼表面一旦彼此接触，就会产生一种摩擦力，这种摩擦力会导致发炎，并摧毁骨骼表面，使关节软骨产生慢性退化，进而导致关节炎，称为"骨关节炎"。

骨关节炎患者服用的药品通常是各种止疼药：醋氨酚、异丁苯丙酸和阿司匹林。完全忽略了一个事实：疼痛是身体对水的迫切呼喊。

风湿性关节炎

风湿性关节炎被视为关节的软骨表面缺水，关节疼痛是关节局部缺水的另一信号。还有，缺盐可能也是其致病因素之一。脱水会导致风湿性关节炎和关节疼痛。关节软骨含水量很高，具有润滑作用，由于这种特性，在关节运动时，两个反向重叠的表面才能自由顺畅地滑

动。关节炎和关节痛是局部缺水的另一种信号，缺盐可能也是一个致病的因素。

在软骨水量充足时，关节与关节之间的摩擦损伤率最低；在身体处于脱水的状态下，软骨的磨损率就会大大增加。骨髓中的血细胞通过骨骼系统优先向软骨输送水分。但是，如果机体脱水，受制于体内的定量配给机制，软骨就会抢夺供给关节囊的血液，以便满足对水分的需要。这样一来，就会出现风湿性关节炎和关节疼痛的现象。

关节表面缺水会造成严重的损伤，直到骨骼表面全部裸露，最终生出骨关节炎。把关节疼痛和非感染性关节炎看作身体缺水的症状，只有益处没有坏处。身体也许会同时发出其他缺水信号，但是，关节是容易出现严重损害的部位。

水博士提醒

坐骨神经痛是机体脱水和坐姿的双重结果

坐骨神经痛是指沿坐骨神经分布区域，以臀部、大腿后侧、小腿后外侧、足背外侧为主的放射性疼痛。除了不良坐姿外，脱水也是坐骨神经痛的祸源。

在脱水状态下，椎间盘向后滑动，挤压局部神经，当这种情形出现在脊椎下部区域时，产生的疼痛就会传导到我们的某条腿上，也就是坐骨神经痛，它意味着关节结构处于无序状态。一块椎间盘不得不为脊柱充当减震器，以至其自身脱离了正常位置，并且对神经造成挤压。脱水和错误的坐姿，都会导致这种情况。

水与肾脏、泌尿系统疾病

　　肾结石是发生于肾盏、肾盂及肾盂与输尿管连接部的结石，症状就是疼痛、血尿、排石等。肾结石是身体缺水所致。身体没有及时补充水分，导致尿路不畅，尿液浓缩，里面的结晶便沉积下来形成一个个小小的块状物，这是结石的雏形。最开始，这些小沉积物会随着尿液一同排出体外，但如果体内缺水，尿液排泄不畅或尿液变浓，这些结石（尿酸盐颗粒）就会越来越大，无法从尿道中排出，最终在肾脏中形成了肾结石。

　　肾结石的防治在于早发现、早治疗。也就是说，当我们刚刚发现排尿中有沉积物，或体检出不太严重的肾结石时，就应该大量喝水，以稀释尿液，从而有效预防泌尿系统结石的形成。结石并不只有肾结石，还包含尿路结石，可发生于尿路的各个部分，但多数原发于肾和膀胱。无论发生在哪个部位，喝水少是导致泌尿系统结石的主要原因。

　　临床医学认为，人体发生任何部位的结石都是由于体内水代谢失常所致。人体水代谢与肺、脾、肾有着密切关系，泌尿系统疾病表现在局部，其实和全身水代谢异常、尿量减少有直接关联。我们一再强调水具有润滑和排毒功效，就是因为水的这个功能可以促使体内的代谢物及时排出体外，包括结石。

 水博士提醒

多喝水可预防结石病

　　为了预防结石的形成，水博士建议正常成人每日进水（包括水、汤、粥、蔬果等）量维持在2500~4000毫升，保持排尿量在2500~3000毫升。一般来讲，尚没有明显症状、体积较小的肾结石，可以通过多饮水来自行排除。因此，良好的喝水习惯，爱上喝水，是预防结石的制胜法宝。

90

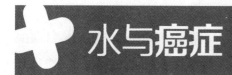

水与癌症

癌症，与生命伴行的幽灵，是生命终结的可怕信号。

水，与生命相伴的双生莲，是生命之源。

水，或许不能治疗癌症，却有助于预防癌症以延长生命的长度。

癌症，一个如此可怕却又无限接近我们的字眼。乳腺癌、肺癌、食管癌……时时在拷打我们脆弱的心理承受力。医学研究的发展日新月异，但癌症却始终是医界精英无法攻克的顽固领域。我们也许无法治愈癌症，但可以试着了解癌症的成因，提前预防癌症。

解读癌症

什么是癌症？简单来讲，癌症就是恶性肿瘤，是指身体内细胞发生突变后，不受控制地不断分裂、扩散、最终形成癌症。致癌细胞不正常繁殖的原因，是细胞内控制细胞正常繁殖、决定细胞功能的核酸大分子物质——脱氧核糖核酸受损或非正常复制。

脱氧核糖核酸非常容易受损，化学物质、辐射等可能对其造成损伤。这些引起脱氧核糖核酸受损并致癌的化学或辐射物就是致癌物质。虽然每个细胞内都含有修复受损脱氧核糖核酸的蛋白质分子，但受损细胞的分裂速度远远高于正常细胞，这种细胞就是致癌细胞。也就是说，癌细胞的增殖速度是正常细胞的数百倍，乃至数百万倍。我们所能做的，就是尽量预防癌症，减少化学污染和辐射的概率。

长期脱水是导致机体多系统出现功能失调的主要原因

身体长期脱水会怎样？会破坏身体各个系统的功能。

• 细胞核的DNA物质遭破坏。

• 细胞内部DNA修复机制不完善，并最终丧失功能。

• 细胞受体发生畸变，激素控制系统失衡。

• 全身免疫系统遭到抑制，这会使身体失去识别并摧毁异常细胞的能力，无法将某些异常的原始基因予以清除。

简单来讲，就是脱水会使身体逐渐失去对抗破坏性化学元素的能力，进而无法回归到正常的生化代谢模式。我们的身体，无时无刻不在进行着这样那样的生化反应，而这些生化反应都是以充足的水分和营养物质为基础。如果身体水分不足，不能维持这些生化反应的高效率运转，体内一系列生化反应就会发生紊乱，后果就是引发机体的各种疼痛、疾病和过早死亡。癌症的形成，正是这一系列生化反应的结果之一。

癌症的成因十分复杂，目前医学界尚无定论。一般认为，遗传基因染色体紊乱，长期暴露于高剂量的离子射线、化学物质、电离辐射等环境下，工作压力太大等是致癌的常见原因。所以，除了积极响应国家优生优育的生育政策外，远离致癌外部环境也非常重要。

生活中的事情有必然，也有偶然。就如有些人接触了某些有害物质，却并没有引发癌症。这说明，人体内部有些因素对癌症有着强烈的抵制或预防作用。致癌物质和人体的健康因子是一对敌人，谁更强大谁就占据了身体的主动权。水是

水博士提醒

身体脱水和DNA遭到破坏的关系

DNA是染色体主要组成成分，也是组成基因的材料，引导生物发育与生命机能运作。身体的每个细胞在生化反应过程中，都有产生某种高酸性物质的趋向，水有助于将细胞内的这些酸性物质清洗掉，并带到肝脏和肾脏加工处理。如果体内没有足够的水分循环，细胞中的这种酸性物质就会逐渐破坏细胞核内部DNA的转化模式，一段时间以后，细胞就会永久性遭到破坏，产生异常的、甚至有助于自行复制的细胞。这种变异的细胞无视身体的实际需要，不断复制破坏正常的DNA因子，干涉组织的正常功能，演变为癌细胞。

健康之源，是维系身体一切平衡的基础。只要身体有足够的水，身体的各个脏腑器官就能正常运行，健康因子就可以轻易"击败"致癌基因。所以，喝水是预防癌症的一种重要方法。

美国和日本医学家经过跟踪实验发现，长期、无意识的脱水是身体疼痛和疾病，包括癌症的主要原因，组织细胞缺水是癌症病人的普遍现象。

为什么这么说呢？人体细胞中的水是液体结晶，细胞从分裂繁殖到停止生长都受到液体结晶的控制，如果液体结晶受到干扰，细胞就会停留在不断分裂繁殖的阶段演变为癌细胞。所以，防癌的重心是维持液体结晶，也就是保持体内水的平衡。

此外，身体内水的结构正常与否也是人体抗癌的重要因素。在癌细胞形成初期，都会被健康的吞噬细胞所吞噬。只有癌症患者体内对癌细胞的刺激失去抵抗力，才会导致癌细胞的继续增长。根据我们之前所说的"很多疾病，包括癌症都与细胞内缺水有关"，保持细胞内水的正常化，就能恢复细胞正常的生理机能，也就抑制了癌症的生成

或继续发展。如果身体长期脱水，参与身体干渴管理程序的组胺就会遏制免疫系统的作用，使之失去保障机制，从而导致淋巴瘤、骨髓瘤、白血病等多种疾病。

医学界对于癌症的治疗方案，多是进行化疗和调整饮食结构，却忽略了水的作用。其实，坚持长期饮水，除了可以给身体提供良好的水循环，消除那些异常的、破坏身体代谢平衡的不良因子，还可以改变肠胃的异常发酵，清除多余的活性氧及自由基，恢复肠内微生物的恒常性，提高肠道内微生物抑制癌症的免疫能力，避免癌症的发生。

此外，我们要确保身体的生化环境倾向偏碱性状态。如果身体越来越呈现酸性，就会产生癌细胞。也就是说，喝水也宜喝弱碱性的水，饮食也当如此。

注意啦！

癌细胞具有厌氧特性，所以氧气可以杀死癌细胞。水分子携带氧元素，多喝水有助于防癌。

改善缺水性疾病你该这样做

综合上述，机体长期脱水会引发身体的各种疼痛、不适，甚至疾病、癌症。解决这些问题的方法是什么？喝水！对，就是喝水，没有比喝水更有效、更廉价、更安全、更简单的"药"了，过程也不痛苦。按下面的步骤坚持去做，任何缺水性疾病的症状，都将得以改善甚至痊愈。

STEP1 调整每天的水分摄入量

身体长期脱水会造成人体一些重要物质的流失，为了补充排尿、排汗和呼吸损失的水分和矿物质，我们必须调整每天的水分摄入量。人体每天至少需要补充2500毫升水和适量的盐分。如果补充的水分达不到这个基本标准，就会增加肾脏的工作压力。因为肾脏必须努力增加尿液的浓度，才能用更少的水分排泄更多的废物，这就是肾功能衰竭的发病原因。我们前面讲到了，人体每天大概需要2500毫升的水分，其中从食物中摄取约1000毫升，直接饮水摄取约1200毫升，身体的代谢水为300毫升。如果天气炎热，或者活动量大，则需要更多的水分。2500毫升是多少？普通的一次性纸杯容量为200毫升，也就是12~13纸杯的水量。不要觉得这些水分很多，这些水分中，1500毫升左右用于肾排泄废物及尿液，以便减轻肾脏的工作压力，保持尿液透明澄清；1000毫升左右随呼吸、粪便和皮肤表面的水分蒸发而流失。

注意啦！

体重超标的朋友要适当增加饮水量，大体标准是每天喝自身体重1/32的水。也就是说，体重为90千克的肥胖人士每天应该喝2800毫升左右的水。

每个人对水的需求不尽相同，但有一点是相通的，就是如果你感到口渴，请一定要立即喝水，以免对身体造成损伤。具体如何科学喝水，将在第五章详细为大家介绍。

STEP2 矿物质必不可少

矿物质，又称矿物质，是人体内无机物的总称，也是人体必需的七大营养素之一，对人体细胞生理活动的重要性仅次于水。其钙、镁、钾、钠、磷、硫、氯等为常量元素，约占矿物质总量的60%~80%；铁、铜、碘、锌、锰、钼、钴、硅等在机体内含量少于0.005%，被称为微量元素。身体需求量最大的矿物质依次是钠、钾、钙、镁，他们都是细胞内生理活动的关键物质，有助于保存细胞中的水分，并调节细胞中的酸碱平衡。

○钠元素的作用

钠能同时满足人体细胞内外的液体渗透，保证体内液体环境的平衡。我们在补充水分的同时，也要注意适当盐分的摄入。因为过量补水而不摄盐，造成人体钠盐流失，会使脑细胞逐渐膨胀，导致大脑神经受损，甚至脑死亡。高血压、糖尿病、冠心病等现代文明病的出现，医学家开始倡导人们低盐低脂饮食，这并不能说是错误，然而不能由此否定钠盐对人体的重要性。钠盐不仅可以调节身体的水分，还是身体强效的抗压力元素、防治癌症必不可少的物质、帮助肾脏清除过量的酸性物质等。

○钾元素的作用

钾是细胞内部最主要的水分调节因子，水、钠、钾三者共同租用，可以调节身体的水分，维持细胞内的渗透压，使细胞的结构保持稳定。水可以清洗细胞，帮助机体排泄细胞代谢所产生的有毒废物；一旦水分进入细胞内部，钾元素就会附着于水分子上面，在细胞内部保存下来；在细胞外液，钠和水共同作用，平衡细胞外部的水液平衡。钠和镁在细胞内的活动可以制造电势差，这和钠钾泵的工作原理类似，有助于推动机体内部一系列生化反应的进行。当然，这一切都离不开水。钙是人体内含量最高的矿物质，有助于蓄积能量，并把能量贮存在骨骼中。所以缺钙容易引起骨质疏松。

STEP3 药补不如食补

水、盐和各种矿物质对机体健

康的重要性毋庸置疑，但却不是唯一。中医学提倡"药补不如食补"的观点非常好。治疗任何疾病，我们都应该尽量用顺应自然的方法去尝试。比如喝水，比如调整饮食，比如运动等，药物治疗是其次，因为"是药三分毒"。我们来了解一下营养、阳光和运动对我们身体健康和疾病疗养上的神奇功效。

○营养：蛋白质、脂肪

蛋白质是组成人体一切细胞、组织的重要成分，机体所有重要的组成部分都需要有蛋白质的参与。营养学家认为，每千克体重每天至少需要1.1~1.5千克的蛋白质。鸡蛋、牛奶、豆类等都富含优质蛋白质。脂肪是身体必需的基本物质和储能物质，为机体提供热能，参与机体代谢活动。脂肪和钠盐一样，不宜过多摄取。

除了蛋白质和脂肪，身体每天还需要新鲜水果和蔬菜。它们是天然维生素的主要来源，对维持身体的pH值平衡也非常重要。

○阳光下的有氧运动

健康的生活方式是什么？是每天喝足够的水，摄取必需的矿物质和营养，进行适当的运动锻炼。提倡在阳光下进行有氧运动，因为阳光可以把皮肤的胆固醇转化为维生素D，促进钙元素的吸收，并有助于帮助你的身体自行调节摄取的蛋白质、脂肪、碳水化合物等。

 水博士提醒

人每天摄入多少钠盐合适

盐分摄入不足会导致人体电解质失衡，降低神经活性，外在表现就是人看起来没有精神，反应慢，头发变白；盐分摄取过量，轻则导致水肿，重则诱发高血压、冠心病等。那么，人每天摄入多少盐分合适呢？一般来讲，每天摄取2500毫升的水分，就需要补充5克盐（相当于1茶匙）。在机体大量出汗的情况下，要适当增加盐分的摄取，因为盐分有助于人体在燥热的环境下健康生存。

第五章

喝水
这么简单的事，
你做对了吗

"你会喝水吗？"这样的问题很多人都不屑于回答，喝水这么简单的事情，谁不会呢？渴了就喝呗！对，也不全对。喝水好处多，错误的喝水方法事倍功半，正确的喝水方法事半功倍。树立正确的喝水观念和方式，做到喝水有道，就可健康无忧。

小心！别陷入喝水的观念误区

生活就是这样，往往最简单的事情，因为想当然的一些想法而差之千里。喝水就是如此，我们经常陷入一些习以为然的误区而不自知。

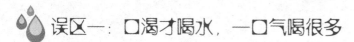 误区一：口渴才喝水，一口气喝很多

这是很多人的习惯：平时很少喝水，一旦口渴，一口气咕噜咕噜喝很多水。

误区解读 喝水是一件再简单不过的事，但不建议快速很急地喝水。身体是否缺水不是靠口渴与否来判断的，就如良田裂开了再去浇灌一样，口渴时再喝水已经是亡羊补牢。我们的身体无时无刻都在排出水分，需要我们及时补充水分，如果平时不喝水，口渴时猛喝海喝，不仅不能补水，反而对身体不利。

●不利一：影响体内正常新陈代谢。喝水不仅是为了缓解口渴，更是为了促进人体正常的新陈代谢。平时不喝水，口渴时再喝，体内的新陈代谢已经发生停滞或不畅。

●不利二：一杯水"咕噜咕噜"下的时候，嘴巴是痛快了，似乎也非常解渴，但是与此同时，心脏却承受着不小的负担。这是因为，喝水喝得太快，水分会快速进入血液，使血液变稀、血量增加，尤其对心脏功能不好的人或老年人来说，会出现胸闷、气短等症状，甚至有可能导致心肌梗死。

●不利三：喝水太急可能会引发低钠血症。一旦患上低钠血症，血液中盐分减少，会使细胞们变得"更加吸水"，一个个膨胀成球，而这对大脑来说是非常危险的。因为神经细胞都聚集在坚硬狭窄的头颅中，几乎没有伸展的余地，如果神经细胞也膨胀成球的话，会导致脑组织受损，甚至引发昏厥、死亡。

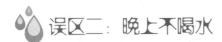 误区二：晚上不喝水

有人说，晚上不要喝水：一是因为睡前喝水，第二天面部会水肿或有眼袋；二是睡前喝水会加重肾脏负担，增加起夜次数。事实并非如此。睡前喝水对身体没有坏处，关键在于适量。

误区解读 对于正在进行或已经进行过透析治疗的严重肾衰竭、尿毒症患者来讲，不建议睡前喝水。因为他们的肾脏对水调节功能出现障碍，睡前喝水会加重肾脏负担，出现水肿，甚至加重病症或诱发心力衰竭的发生。但是，对于没有肾病的患者，睡前适量喝水是对人体有利的。尤其是炎热的夏季，保证足够的水分非常重要。

●不利一：夏季机体脱水症。炎热的夏季，体内的水分流失非常快，睡眠也是如此，人会在熟睡的过程中出汗。入睡前喝适量的水，有助于保证足够的水分，避免机体脱水。否则，身体很容易缺水，甚至引发脱水症。

●不利二：增加泌尿感染频率。对于有泌尿系统感染的患者来讲，建议晚上多喝水多排尿，才有助于冲洗掉尿道中的细菌，利于疾病的辅助治疗。

●不利三：诱发老年人心血管疾病。对心血管功能不好的老人，建议睡前喝适量水，至少喝半杯水润润口腔和肠胃。血液循环会因人卧而缓，如果睡前不喝水，会增加血液黏稠度，血液流通不畅，就容易诱发心血管疾病。

 水博士提醒

睡前适量喝水有利于机体健康

我们的身体无时无刻不在需要水分的滋养，晚上亦是如此。对于健康人来讲，睡前喝水有利于弥补机体一天所缺水分，在睡眠中得以补充；对于心血管疾病患者，睡前1杯水有助于稀释血液黏稠度，减少心肌梗死、脑血栓的突发危险；对于糖尿病患者来讲，保持一定的水分摄入有利于血糖的控制。如果担心晚上喝水起夜影响睡眠质量，可以在睡前1小时左右喝水，或者睡前只喝半杯水缓解口渴。

误区三： 喝凉水更解渴

人在极度饥渴时，希望喝凉水。尤其是炎热的夏季，从室外回来，咕噜咕噜喝一杯凉白开或冰水，那感觉棒极了，解渴又痛快，几乎可以"满血复活"了。但是，这种喝水方法并不可取。

误区解读 喝凉水更解渴只是一种感觉，实则不然。口渴时喝凉水当时很爽快，但是过不了多久又会感到口渴，不得不再喝更多的水。这是因为冷饮进入消化道后会刺激胃肠黏膜血管，使之遇冷收缩，不利于水分及时吸收进入血液。而喝温热水则可使胃肠黏膜血管处于舒张状态，有利于水分及时吸收到血液中，起到解渴的作用。

●不利一：影响消化功能。冷水直接从口腔流入体内，并带走口腔、肠胃等器官的很多热量，内脏器官骤然遇冷，轻则影响消化功能，重则引起胃痉挛和腹泻。

●不利二：引发疾病。口腔骤然遇冷，刺激声带组织痉挛，可能会引起口腔黏膜症甚至短时间失声。冷水还会刺激体内的脏腑器官，诱发不少炎症，从普通的受寒感冒到肺炎等。本来有消化、风湿、痛风等病症的人喝冷水，更会加重病情。

●不利三：造成体内失水。人在极度饥渴的情况下，喝凉水会越喝越渴，造成反射性出汗或排尿，导致体内失水更多甚至缺钠，对身体健康的危害更大。

 水博士提醒

夏天喝什么水最解暑？

夏天机体大量出汗，引起体内水分和盐分的大量流失，使血液中形成胃酸所必需的氯离子储备量减少，从而影响胃液中盐酸的生成，不利于铁和钙的吸收，所以要及时补充水分和盐。水博士认为，夏季喝茶水、绿豆汤最解暑。茶水不仅可生津提神，缓解疲劳，还因富含钠、钾等微量元素补机体之所需；绿豆汤的消暑效果最佳。

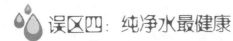# 误区四：纯净水最健康

随着人们对水污染的日益担忧，再加上净水器公司的宣传，人们开始追求水质的纯净度，净水器进入家家户户。人们认为，越是纯净的水越干净卫生，对人体有益。

事实上，并非如此，纯净可能意味着安全、卫生，但不一定对人体最健康有益。

误区解读 人体内含有很多种必不可少的微量元素，我们获取这些微量元素的途径之一就是饮水。白开水、矿泉水都是这些微量元素的最佳来源。纯净水虽然安全卫生，但因为太纯净，把很多人体所必需的矿物质和微量元素都过滤掉了。因此，长期喝纯净水对人体健康无益。

●不利一：影响人体对微量元素的吸收。钙是构成人体骨骼的主要成分，钾是细胞内的主要阳离子，维系着细胞的正常功能，缺氟容易引起龋齿……纯净水的滤芯在过滤自来水中的杂质、细菌和有害物质的同时，也会过滤掉这些对人体有益的微量元素和矿物质，而且纯净水中不含各种正负离子，所以它的溶解性能很强，进入人体后，不仅会把各种有害废物、杂质溶解并排出体外，同时，也会把人体非常需要的各种必需微量元素溶解并排出体外。所以，长期饮用纯净水，会影响这些微量元素的摄取，降低机体免疫力。

●不利二：影响身体pH值。我们知道，弱碱性是机体保持健康状态的最佳pH值。纯净水是呈弱酸性的，国家规定纯净水的pH值为5.0~7.0之间，水的纯净度越高，pH值就越低（酸性越大）。如果长期饮用纯净水，体内的酸碱度环境会逐渐发生变化，引发各种疼痛和疾病。

●不利三：不利于人和自然的和谐统一。生命起源于水，离不开水，人类喝水是顺应自然的要求。纯净水是改造水，违背了人类进化的规律，甚至有人说常喝不含矿物质的纯净水不利于孕育生命。虽然没有得到有关方面的证实，但是纯净水确实违背了自然水的规律，不建议长期饮用纯净水。

误区五：多喝矿泉水有益于健康

这是和"纯净水最健康"相对应的观点。因为纯净水会影响人体必需的矿物质和微量元素的吸收，不利于身体健康，于是有些人就想当然地认为富含多种矿物质的矿泉水对人体最健康。其实，这同样也是一种不科学的认识。

误区解读 前面我们提到过，矿泉水是从地下深处自然涌出的，或是经过人工抽取、未受污染的地下水。越接近地壳位置的矿泉水，所含有的矿物质越多。虽然这些矿泉水中含有对人体有益的多种矿物质，但多饮无益。

● **不利一**：增加肾脏和膀胱的负担。矿泉水中含有较多的矿物质，偶尔饮用有利于机体对这些矿物质和微量元素的需求，但过量饮用，这些过多的矿物质反而会加重机体肾脏和膀胱的负担。尤其是患有慢性膀胱炎、肾炎或伴有水肿的人来讲，更不宜长期饮用矿泉水。

● **不利二**：加重肾结石。对于肾结石患者来讲，不建议喝矿泉水。矿泉水会促进结石的不断结晶，加重结石病情。

● **不利三**：过犹不及。矿泉水含有钙、碘、锌等多种微量元素，对人体有益，但过犹不及。缺钙会导致我们的骨骼或牙齿松动，但补钙过量会导致全身无力、纳差腹泻；孩子缺锌不爱吃饭，但补锌过量会影响机体对其他微量元素的吸收。水专家建议，每天最好只饮用400毫升的矿泉水，机体剩余部分所需要的水分还是靠白开水或食物中的水来摄取。

 ## 水博士提醒

矿泉水并非矿物质含量越高越好

矿泉水因含有人体所必需的矿物质而被大家认为是健康饮用水，有些人还片面强调"矿物质"的作用，认为矿泉水中含有的矿物质含量越高越好。实则不然。国家饮用水标准对于矿泉水的标准中，只是强调矿泉水中含有适量对人体有益的矿物质元素，并没有说越多越好。相反，如果矿泉水中的矿物质超标，反而对人体有害。

误区六：边吃边喝助消化

一边吃饭一边聊天，感觉太干就顺手拿起一瓶水咕噜噜喝几口。——这种情况在午餐时间经常会看到，尤其是年轻的白领阶层。他们的午餐大都是盒饭，甚至自己从家里带的便当，中午直接在微波炉里微一下，就着水就"对付"了一顿午餐，觉得边吃边喝很助消化。其实，这种方法很不科学。

误区解读 在吃饭的时候，我们的身体会条件反射性地分泌一些消化液，比如口腔分泌唾液、胃黏膜分泌胃蛋白酶、胃酸等；这些消化液和食物碎末混合在一起，利于食物中营养成分被机体所消化吸收。一边吃饭一边喝水，会稀释这些消化液，不利于机体对食物中营养物质的消化吸收。

● 不利一：吃面食时不宜喝水。面食一经水就会发涨，尤其是馒头，因为比较蓬松，吸水性特别强。如果吃馒头的时候喝水，水分会吸附到馒头里，"水馒头"在胃中无限膨胀，我们会感到胃胀、腹胀，非常难受。

● 不利二：引发胃胀、肠胃炎。胃液中含有许多胃酸，有助于杀死食物中的细菌和病毒。一边吃饭一边喝水，水分会冲淡、稀释胃液，并导致肠胃蛋白酶的活力减弱，影响消化吸收，因此我们容易感到胃胀、腹胀。次数多了，胃肠功能一直受到这种不良刺激，就会导致体内消化液失衡，产生大量细菌，甚至诱发肠胃疾病。

 水博士提醒

吃饭时不宜喝水宜喝汤粥

需要注意的是，虽然用水送饭是一个非常不好的习惯，对身体不利，但喝汤或粥却是对身体有益无害的。因为体内水分达到平衡，吃饭时就可以保证分泌充足的消化液，增进食欲，帮助消化。想瘦身的朋友，可以先喝少量汤粥，再吃饭；肠胃不好的人，建议在吃饭过程中或者饭后喝汤，以免刺激肠胃。

误区七：夏季喝冰水

很多人在夏季喜欢往冰箱里冰镇一些绿豆水、饮料或冰水，喝起来冰爽清凉，畅快无比。甚至有些人整个夏季都不喝热水，一直以冰水或冰镇饮料为主。认为夏季炎热，就应该喝冰水。这种观点是错误的。

误区解读 人体内部的脏腑器官是温热的，进入人体的液体和食物也应该是温热的，才能与脏腑器官的温度相契合，有利于机体健康。冰水进入体内，骤然降低体内温度，破坏人体的内环境，不利于健康。

● 不利一：对牙齿不利。冰水进入口腔，牙齿首当其冲。如果牙齿和牙龈经常受到冰水的刺激，就会引起牙酸、牙痛、牙痉挛、牙松动。尤其是喝完冰水后再吃热的食物，冷热交替很容易破坏牙龈健康，甚至引发牙龈炎、牙周病等。

● 不利二：对肠胃造成伤害。喝冰水对肠胃的伤害最大，肠胃最容易对寒冷刺激产生反应，尤其是在空腹状态喝冰水，对肠胃可谓是极大的伤害，轻则引起胃痛、胃胀、胃痉挛，重则导致腹痛、腹泻、呕吐等肠胃疾病。

● 不利三：不利于机体对水分的吸收。水的结合度随着温度的降低而增大，因此冰水多是不利于人体细胞所吸收的大分子团水。这也是为什么我们喝下冰水后，瞬间感到不渴了，但没过多久又感到口渴的原因。因为口腔是得到了瞬间湿润，但需要水分补养的人体细胞却迟迟没有得到水分的濡养，仍然处于"干渴"状态。这都是因为冰水不容易被人体细胞所吸收的缘故。

 水博士提醒

饭后的最好饮品是白开水

饭后的最好饮品是白开水。如果想喝茶，应该在饭后半小时左右进行。同时，专家认为饭前最好少喝茶。如果要喝，应该选择菊花茶之类的淡茶，但切记不能在吃饭过程中喝茶，否则会导致消化不良。

警惕！避开这些错误的饮水方式

避开喝水观念上的错误，我们接下来还要警惕一些错误的喝水方式。下面这些错误的饮水方式，大家一定要更正、避免。

 ## 爱喝刚开的滚烫水

爱喝白开水是一种非常好的习惯，但刚刚烧开的滚烫水却不宜喝。首先，水温太高容易烫伤口腔黏膜和食道。一些食道癌高发区，老年人爱喝滚烫水、烫汤是其主要原因之一。其次，刚滚开的水还残留一些氯化烃。建议水不能一烧开就喝，最好烧开后继续滚3分钟再熄火，稍微等几分钟再喝，既不烫嘴，还利于经过氯化消毒的水中残留物质的蒸发。

 ## 爱喝瓶装水

也许为了方便，也许为了省事，现代人越来越多地喝瓶装水。开盖即饮，携带方便，喝完即丢，果然非常便捷。然而，需要告诉大家的是，瓶装水所使用的聚酯瓶往往含有可能导致人体慢性中毒的物质，尤其是当瓶子在高温环境中，

或开启后没及时喝掉，有害物质会渗入水中，危害健康。如果外出旅行，还是建议大家自己携带质量好的水壶带水，给健康留个保障。

 ## 饮水机开关从来不关

人们习惯用饮水机却不懂保养。比如为了随时可以喝到热水，很多家庭和单位的饮水机都是24小时工作，从不关闭。要知道，饮水机一直处于保温—加热—保温这种连续启动的工作状态，就如同"千滚水"，里面含有镁、亚硝酸盐等，常喝这种水，容易导致腹泻、腹胀等症状的发生。

此外，饮水机看似让人喝上好品质的水，实则"二次污染"很严重。先不考虑水桶和水源的安全性，但就清洗环节，就非常可怕。水专家提出，桶装饮水机内的冷热水胆3个月不洗就会大量繁殖细菌，如大肠杆菌、葡萄球菌等。

晨起不喝水

随着养生的推广，有人已经养成了晨起必须喝水的习惯，但有人还是会忘记晨起的第一杯水。人体在经过了一夜代谢之后，身体的所有垃圾都需要洗刷一下，这时喝一杯水不但有助排泄，还能降低人体血液黏稠度。

 ## 睡前不喝水

有人认为睡前喝水易导致眼睑水肿等情况，故在睡前即使渴了也不喝水。其实睡前是可以喝水的，但不宜喝太多，无论渴与不渴都应该稍微抿上两口，临睡前适当喝点水，有助于减少血液黏稠度，从而降低脑血栓风险。

 ## 家里水壶换水不勤

上班族们大都是一整天在单位或公司，只有晚上才回家。这样导致的结果，就是家里水壶中的水两三天都喝不完，渴了就随时倒出来喝。甚至有些人家里用电水壶，水烧开了没有喝完，第二天烧开了继续喝。

这是不对的，因为存留时间比较久的水或反复煮开的水对人体健康是有害的。水壶隔天的水不建议再喝，担心浪费可以用来洗脸、洗菜等。

 ## 吃咸不马上补水

吃太咸不但会导致高血压，也会使唾液分泌减少、口腔黏膜水肿等。因此吃了咸的食物后应该立即补水，此外还要注意不要用饮料代替水。

 ## 饮料代替水

从味蕾角度出发，水自然没有饮料美味，但在对人体的健康功能而言，饮料却比不过水。果汁、碳酸饮料中的确含有一定水分，但补水效果却远没有水来得更直接，而且还会降低食欲，影响消化。长期饮用含咖啡因的碳酸性饮料，会导致热量过剩，刺激血脂上升，增加心血管负担。另外，对儿童来说，碳酸性饮料会破坏牙齿外层的珐琅质，引发龋齿。

 ## 喝水量不适宜

喝水不宜过多也不宜过少，喝水过多会导致加重肾脏负担，过少，除了会造成血液的黏稠度增加，而且长时间下去还会对膀胱和肾造成损害。

白开水虽好，烧水细节不可马虎

前面已经讲到，白开水是最健康、最解渴的饮用水。那什么样的白开水是最适宜的呢？我们要从白开水的制造过程——烧水来分析。烧水是一个技术活儿，小细节蕴含着大学问，主要还是时间的把握。你烧开水的方法是以下哪种呢？

- 水刚沸腾就马上关掉火。
- 水沸腾后仍然盖着壶盖继续沸腾几分钟。
- 水沸腾后还接着让它沸腾很久。

很遗憾地告诉你，这些烧开水的方法都是不科学的，我们来一一分析下这些方法。

水刚烧沸就马上关掉火

有的人在水壶开始"嗞嗞"作响的时候，就以为是水开了，马上关火。实际上，这时的水温只烧到了80℃左右。要再待一会儿水不响了，沸腾外溢，从壶嘴喷出气体，水才是真正烧开了。而刚刚沸腾的水，并不能杀死水里的所有细菌。

现在不少地区的水体受到污染比较严重，水中的有机污染物越来越多，有些是挥发性的，自来水是用液氯来消毒杀菌的，氯是很好的杀毒剂，饮用水中还存在有余氯，这些余氯可继续起杀菌作用。而用液氯处理过的水，可分离出卤代烃、氯仿等多种有害物质，这些物质却是致癌物。而在烧开水的过程中，水中的余氯会不断挥发，一些有毒有害的挥发性物质也会随着水蒸气而挥发掉。所以，把水烧开也是去除有害物质的好办法。

注意啦！

最科学的烧开水的方法是：在水快烧开时把水壶的盖子打开，在水开后继续在炉子上煮两三分钟，然后熄火，这样可以让有害物质最大限度地挥发出去，并将细菌全部杀死。这样烧出的水，才算是最干净的水，喝下去才是最安全的。

水沸腾后仍然盖着壶盖继续沸腾几分钟

自来水中卤代烃、氯仿等多种有害物质的含量与水的温度密切相关。具体数据请看下表：

由上表可见，当水烧至100℃后继续让水保持沸腾状态3分钟的做法是正确的，能有效降低水中卤代烃和氯仿含量。但此法是有前提条件的，即在水温达到100℃时将壶盖打开，这样有害物质才能随水蒸气蒸发掉。由此可见，水烧开后盖着壶盖继续烧几分钟的做法也是不可取的。

自来水中卤代烃、氯仿等有害物质含量

常温	加热至90℃	加热至100℃	继续加热3分钟
卤代烃含量为191微克/升，氯仿含量比原水中氯仿含量增加50倍以上（超过了国家标准）	卤代烃含量53微克/升，氯仿含量大幅下降（超过了国家标准）	卤代烃、氯仿含量分别为110微克/升和99微克/升（超过了国家标准）	卤代烃含量降至9.2微克/升，氯仿含量降至8.3微克/升（在国家标准以内），完全达到无害的要求

 ## 水沸腾后还接着让它沸腾很久

开水不要煮沸太长时间，虽然说水继续沸煮，卤代烃和氯仿的含量还会有所下降，但是水沸的时间过长，反而会老化，水中其他不挥发性的物质的数量会增加，包括镁、钙、重金属、氯等成分都有不同程度的增加，且沸腾的时间越长，水中的亚硝酸盐含量越多，对人的肾脏造成不良影响。

另外，水壶或暖水瓶使用久了，水里的矿物质沉淀，在水壶或水瓶里面会结一层黄色的水垢，水垢形成后不但使容器不保温，而且在加热过程中受热不均匀容易引发安全事故。更重要的是，这些水垢含有一定量的镉、铝、铁、砷、汞等对人体有害的元素。遇热水后，这些金属就会从水垢中释放出来，如果再碰上酸性饮料，水垢就会被溶解，对人体健康危害更大，所以水壶和暖水瓶要经常注意清除水垢，以保证饮用卫生。

培养健康的饮水习惯

 养成主动喝水的习惯

中医讲究"治未病"，就是在疾病发生之前采取措施来预防。主动喝水，就是为身体健康提前"买保险"。身体的一切生命活动、新陈代谢都离不开水，充足的水分补充是机体保持良好功能状态的必要条件。因此，要养成主动喝水的习惯，是对身体最可靠的投资。

老年人更要注意养成主动喝水的习惯。人体的水分会随着年龄的增长而减少，各个脏器的功能也都在减弱。也就是说，老年人比年轻人更容易缺水，影响血液的正常流通循环，会诱发高血压、脑血栓、心肌梗死等病。

所以，老年人更应该养成主动喝水的习惯，及时补充水分，预防老年性疾病。

 洗澡之前要喝水

大家可能都有这个体验：洗完澡（尤其是泡澡、或冬季洗澡时间过长）后感觉特别口渴，想喝水。

注意啦！

老人在洗澡之前一定要先喝1杯水。因为洗澡过程中，人体会大量出汗，血液中的水分也迅速流失，从而造成血黏度升高，易诱发脑血栓、脑血管意外等病症。

这是因为我们在洗澡的过程非常消耗体内的水分，等到洗完澡再喝水已经晚了，体内已经丧失了太多的水分。因此，建议大家在洗澡前先喝一大杯水，以免在浴室停留太久，流失过多的水分。

洗澡前喝1杯温开水，不仅可以预防洗澡后口渴，还有助于加快新陈代谢，使排汗更顺畅，有利于身体健康。尤其是老年人或者心脑血管病患者，洗澡前喝水有助于预防血黏度升高，诱发脑血栓、脑血管意外。

餐前喝水，餐时喝汤

餐前喝水，是说饭前空腹喝水，一般建议在早、中、晚餐三餐之前1小时左右喝一定量的水。益处有二：

● 水在胃内停留的时间一般是两三分钟，然后会迅速进入小肠并被吸收进入血液。大约1小时左右就可补充到全身组织细胞，供应体内对水的需要。

● 食物的消化是靠消化器官的消化液（唾液、胃液、胆汁、胰腺液、肠液）来完成的。消化液每天分泌的总量达8000毫升左右。因此，餐前喝水就有助于保证分泌足够的消化液，来促进食欲，帮助消化吸收，同时又不影响组织细胞中的生理含水量。

● 早餐前喝水尤为重要，因为睡了一夜，时间较长，人体损失水分较多，早上醒来，多饮些水是十分重要的。

 ## 喝水习惯从幼儿期培养

水是维持生命不可缺少的物质，是人体重要的组成部分，年龄越小，体液占人体体重的比例越大。幼儿身体中的水分约占其体重的70%，如果失去了20%的水分，就会危及生命。中国有句俗话说"三岁看老"就是三岁的习惯，可能延续至老。

因此，良好的喝水习惯应从幼儿期开始培养。

 ## 水博士提醒

为什么进食时要喝适量的汤水呢？

进餐时喝适量的汤水有助于溶解食物，以便胃蠕动时，将食物和胃液搅拌，进行初步的消化，并供应更多的水分，以有利于食物在小肠中的消化和吸收。如果餐前不补充适量的水分，当饭后胃液大量分泌时体液失水，势必引起口渴。这个时候再喝水，就会冲淡胃液而影响消化，还要因喝水过多而增加心脏和肾脏的负担。

幼儿一天喝水时间表

1.早晨起床，刷牙或漱口后让幼儿空腹喝半杯水。夜间幼儿体内不断进行着新陈代谢，起床后需要补充水。而且起床后喝水还能促进肠胃蠕动增强食欲，对幼儿吃好早餐能起到很好的作用。

2.早餐和午餐之间喝水。这中间大约有3.5个小时，是幼儿活动量最大、消耗体能最多的时间，这段时间要让幼儿定时喝2次水。

3.午睡起床后要定时给幼儿喝一次水，到吃晚餐前还要给幼儿喝一次水。

4.晚餐到睡觉之前喝水。这中间大约有4个小时，这段时间里孩子们的活动量也不少，应让孩子喝一次水。

5.培养幼儿随渴随喝的习惯。每个幼儿的活动量、饮食结构、身体状态不同，也存在南北方气候气温的不同，定时喝水未必能满足所有幼儿对水的需求，还要给幼儿养成随时渴了随时喝水的习惯，尤其是在幼儿玩耍过程中，要有针对性地提醒他们随渴随喝。

注意啦!

幼儿喝水也不宜过量。水量不足会导致幼儿消化不良、体温升高，但是水量过多又会导致幼儿胃胀、食欲减退等。具体的饮水量可根据幼儿饮食结构、活动量进行适当调整。

○培养幼儿定时喝水和随渴随喝的习惯

良好的饮水习惯，身体终生受益。幼儿期的特点是兴奋过度，活泼好动。让小孩子玩起来，别说喝水，就是吃饭、大小便他们都不一定顾得上。但是，精力旺盛、活动量极大的幼儿又特别能消耗水分，缺水是幼儿感冒、咳嗽、便秘等一切病症的根源。因此，家长每天要给幼儿安排定时喝水的时间。

○保证幼儿的喝水量

成人每天的需水量为2500毫升左右，幼儿每天的需水量则在1600~1800毫升，才能满足机体各系统对水分的需要。大多数幼儿因为贪玩没有主动喝水的意向，这就需要父母在孩子的小水杯中时刻准备好温度适宜的温开水，到一定时间督促孩子喝水，每次看着他们喝够150毫升以上。

○给幼儿制订合理的生活制度

要使幼儿养成喝水的好习惯，最好要形成合理的生活制度，促进幼儿在大脑中建立相应的条件反射。为了提高幼儿的自理能力，父母不必总是端着水杯追着孩子去喂水，而应让他自己喝水。所以，在家里，水杯要放在孩子取放方便的位置，水温要适合。

○培养幼儿喝水习惯的注意细节

好习惯的养成需要父母花费大功夫，在培养孩子喝水习惯的过程中，一定要给孩子创设一个良好的环境。

●水温适宜，温开水最好，不可太烫，以免影响幼儿喝水欲望。

●保证幼儿水杯的安全、卫生。

●热水瓶要放在孩子摸不到的地方。

●幼儿剧烈活动后不要马上饮水，因为剧烈活动后幼儿心脏跳动加快，喝水会给心脏造成压力，容易产生供血不足。

●幼儿吃饭时不要同时喝水，在吃饭的同时喝水，水会把食物很快带入胃中，不但影响食物的消化吸收，还对孩子的咀嚼能力有很大影响。

●幼儿喝水时，要教育他不要玩水，以免水洒落在桌面上、地面上，要一口一口地喝，不要太急，不要说话。

注意啦！

带孩子外出时，要养成携带水壶的习惯，而且不同季节最好用不同的水壶，比如室内外温度高于25℃时，孩子可以直接饮用常温的白开水，因此可选用带有PP（聚丙烯）标识的水壶；当室内外温度低于20℃时，则宜用保温水壶，且以不锈钢内胆的为好。

科学喝水的养生之道

喝水不能想喝就喝，更不能渴了再喝，喝水必须按照一定的时间段准确喝水，以此来保证身体的水分平衡，促进身体健康。

晨起空腹喝水排宿便

早晨起床后身体往往处于生理性缺水状态，在没有吃任何东西之前，喝1杯温开水，有利于稀释血液黏稠度，避免脱水，还可以唤醒机体神经和各个脏腑器官，促进血液循环。如果想要清除宿便、排除毒素，可以在温开水中加入一片新鲜柠檬或蜂蜜。

睡前喝水或牛奶助安眠

临床数据显示，不少心脑血管患者常常病发或猝死于清晨。其主要原因就是经过一晚上的休息，患者血液的黏稠度增加，循环不畅而造成的血栓。

所以，为了预防心脑血管疾病，建议大家养成晚上喝1杯水或1杯奶的习惯，可以补充夜间睡眠消耗的水分，还有助于稀释血液，减少血液黏稠度。

餐前1小时补水控体重

早、中、晚三餐前约1小时，应喝200毫升左右的水，可以给机体补充水分，促进肠道的消化吸收，还有利于防止因为缺水而产生的虚假的饥饿感，控制体重。对于想减肥的朋友来讲，你的饭量越大，餐前需要补充的水分越多哟！而且，餐前喝水的习惯还有助于预防胃胀、便秘、肠炎、肠道癌等多种肠胃疾病。

餐后半小时喝水助消化

饭后不要立刻喝水，否则会冲淡、稀释唾液和胃液，使蛋白酶的活性减弱，影响消化吸收。建议一般人饭后半小时饮水200毫升左右。喝时要小口小口地喝，否则频繁、大量饮水容易烧心。容易烧心的人宜在饭后2~3小时，每间隔20~30分钟喝3~4小口。

上午、下午工作间歇补水

工作间歇喝点水，有利于帮助体内的代谢废物顺利排出。到办公室后先别急着喝咖啡，给自己喝一杯温开水，补充身体水分；上午10点左右喝一杯水，补充工作流汗和排尿失水；午餐后半小时喝一杯水，加强身体的消化能力。尤其是在空调屋比较干燥，人体水分流失加速，鼻黏膜容易干，工作间隙更需要补水。

 ## 下班前喝水呵护肾脏膀胱

工作太忙，上班期间没有时间喝水，那么在下班之前一定要记得喝几口水，以免膀胱、肾受到损伤而引起腰酸背痛。但不要喝太多水，1纸杯差不多了，以免在下班路上"尿急"。

 ## 洗澡后慢速喝水保健康

很多人洗完热水澡后饥渴难忍，常常端起1杯水一口气饮完。嘴巴是爽了，但次数多了对身体不好。因为洗完热水澡后，身体受热，血管扩张，血流量增加，心脏跳动会比平时快些，喝太快会对健康不利，尤其是老人，应该小口慢速喝下1杯温水，解渴更有效，还可抑制心脏跳动加快。

 ## 水博士提醒

制订一个科学的喝水时间表

（晨起7：00）空腹喝1杯（250毫升左右）的温开水，补水、排毒。

（早晨8：50）到办公室喝杯250毫升的水，为紧张的工作提前补充水分，避免脱水。

（中午11：00）在空调屋工作好长一段时间，喝杯水，顺便运动运动，补充流失的水分，放松紧张的情绪。

（中午12：50）吃完午饭半小时，喝点水，促进消化。

（下午15：00）喝1杯纯净水或花茶，提神。

（下午17：00）下班前喝杯水，增加饱腹感。

（晚上20：00）临睡前2~3小时喝杯水，促进消化、降低血液黏稠度。

第六章

科学喝水从了解自己开始，男女老幼各不同

婴幼儿喝水，调节体温、促进代谢；青少年喝水，补钙、促进健康成长；老年人喝水，预防血液黏稠度太高。有的人需要多喝水，有的人要控制饮水量。世界上没有完全相同的两片叶子，也没有一个放之四海而皆准的喝水定律。每个人都应该根据自身状况来选择适合自己的水喝，喝水量、喝水时间均会有所差别。那么，哪一款才是适合你自己的健康喝水方式呢？

健康喝水，从了解自己开始

"要想保证身体健康，每天喝足8杯水。"这句关于水的广告语到处可见。但是，并不是所有的人都需要每天至少喝8杯水。一个成年人每天对水的需求量约为2500毫升，不同性别、不同年龄、不同体质、不同体重的人以及不同季节、不同劳动强度对水的需求亦不同。

 体质不同，喝水各异

水虽是人体不可缺少的重要物质，但过量亦不好，会增加心脏和肾脏的负担，反而对健康不利，所以每个人都要根据自己的情况合理地适量地饮水。体质不同，喝水量、喝水方式也有不同。中医将体质分为九大类，其中气虚、阳虚、痰湿者不太适合大量喝水。

体质类型	病理表现	饮食习惯	特征表现	解决方案
气虚体质	精神疲倦、少气懒言、容易出汗	口淡，不想喝水		用白术或党参煎汤喝
阳虚体质	手脚冰冷、大便不容易成形、小便清长、舌苔润	饮食喜偏热的，不喜欢冷饮及冷的食物	这三种体质的人都不喜欢喝水，即使喝水也是喝些热水；喜欢吃一些热乎的食物，比如姜汤。	喝一些普洱茶、红茶或人参汤
痰湿体质	面色淡黄而黯、多汗、易咳痰、腰臀沉重	饮食清淡		用薏米、扁豆煮汤喝

需要多喝水的人群

每个人都离不开水，但对某些人来说更为重要，他们比一般人需要更多的水，以保持身体的健康。这些人群主要有下面几类。

○某些疾病患者

水不是药，但对于患有某些疾病的患者来讲，在某些特定时段喝水有一定的祛病康复作用。

●心血管病患者：睡前喝杯水，有利于降低血液黏稠度，减少心脏病发生的可能性。

注意啦！

心血管病患者千万不要因为天气转冷，怕半夜起床上厕所就不喝水或少喝水，最好在睡前喝上一杯普洱茶或菊花茶，可以减少猝死概率。

●高血压患者：晨起喝一杯温开水，有利于降低血液黏稠度，降低心肌梗死、脑中风等病症的发生率。一天当中，第一杯水应该在刚起床时喝。因为经过一整夜，体内的水分会随着流汗、蒸发排出体外，起床时血液呈缺水状态。血液黏稠使早上6~9点发生心肌梗死、脑卒中的概率明显高于其他时段。尤其是晨练的人，喝一杯温开水再运动，有助于减少发生意外的危险。

●便秘患者：早起后喝水，有助于肠道蠕动，对常受便秘之苦的人来说，是个好方法。平时也要大口喝水，且每次剂量最好不少于200毫升，有利于软化宿便，促进肠蠕动。

●感冒患者：多喝水，有利于缓解症状，提高身体免疫力。如果感冒时怕冷，体温又不是很高，头痛、鼻塞、流清涕，几乎没有出汗，一般是风寒感冒，可喝些热水、热汤或热粥，让身体出汗，有助于驱散风寒。如果体温比较高，容易出汗，咽喉红肿疼痛，有脓痰、鼻塞、流黄涕、口渴，一般是风热感冒，可以喝些薄荷茶，有助缓解症状。

○某些特定职业的人

●教师：肩负传道授业解惑的神圣使命，必须有一副好嗓子。作为老师，可在每次上课时为自己准备一杯开水，讲课间隙时时记得饮用。

●演员：特别是歌唱演员，好嗓子就是其艺术生命延伸的保证。除平时注意充足饮水外，更要注意在每次演唱前和演唱中间补水润喉。保护嗓子基本的方法就是多喝水滋润喉咙。为了防止声音沙哑，也可在平时多饮罗汉果冰糖水或胖大海冰糖水。

●从事重体力劳动的人和在高温环境下作业的人：这两类人群，由于环境的原因而大量出汗，身体的水分流失比较严重，如果不及时补充水分，就会出现脱水、中暑等情况。补水的时候还要相应地补充一部分盐分，但不要猛喝冰水，以免引起胃和肠的痉挛。

●电脑族：进入E时代，电脑族人口数量迅速增长，这一族人，长时间在电磁波辐射、荧光屏闪光直射、照明不佳的情况下工作，眼睛往往会出现干涩、酸痛的症状。为避免高科技所带来的伤害，多喝水就成为电脑族目前最好的保健方法。建议电脑族平日最好在办公桌上放一杯水，也可在电脑内设置喝水提示钟，可定时提醒自己喝水。

○某些特定人群

●肥胖者：体重越大，喝水量越多。一般情况下，每天应喝自身体

注意啦！

电脑族可以在电脑桌上摆放一盆绿色植物，既可以利用其水分防止空气过度干燥，也有助于减轻眼睛的疲劳，避免辐射的伤害。

重1/32的水。俗话说"饭前喝汤苗条健康，饭后喝汤肥肥胖胖"，胖人在饭前喝点水或汤，有助于增加饱腹感和胃肠蠕动，对减肥有很大的帮助。最好喝冬瓜汤，能有效抑制糖类转化为脂肪。

●爱喝酒者：爱喝酒之人往往嗓子发干，这时建议多喝点温开水，用以稀释酒精，保护肝脏，补充水分。还可以喝些新鲜的葡萄汁，能减轻酒后反胃、恶心的症状，达到醒酒的目的。

●孕妇：喝水不宜太多，否则容易引发水肿；喝水也不易太少，以免影响废物的正常代谢，每天大约喝5~6杯即可。

●老年人：出汗多，需要多补水，可以在饮用水中加点盐，补充机体

所需，平衡电解质。

•脾气坏的人：脾气不好，大部分是因为肝郁气滞，这类人不妨喝杯玫瑰花茶。中医认为，玫瑰花能够温养心肝血脉，舒展体内郁气，起到镇静、安抚、抗抑郁的功效。不过需注意的是，玫瑰花具有活血的作用，经期女性最好不要喝。

需要控制饮水量的人群

水虽然是组成人体的重要成分，而且在体内担任重要的运输和平衡作用，但并不是所有人都适合"多喝水有利健康"这句话。以下这几种人，就必须控制喝水量，少喝水。

○肝功能异常并伴腹水

肝功能不良的人，除了本身不能合成身体中的血红蛋白之外，其他原因也会造成水肿。因此，血中渗透压降低，水分容易堆积在组织中，常有腹部、胸部积水的现象，这类患者就不宜多喝水，以免加重水肿症状。一旦已经出现水肿，应尽量避免摄取水分，并根据水肿情况限制摄取的水量。

○心脏病患者

特别是心脏衰竭的病人，会因肾脏血流与灌注功能不正常，无法使身体水分顺利排出，容易引起全身水肿。如果过量饮水，会增加心肺的负担，甚至诱发低血钠症，出现恶心、呕吐、全身抽搐、意识昏迷等危险情况。

○肾脏病患者

有慢性肾脏功能不全、肾病患者，不宜多喝水。慢性肾功能不全或肾衰竭病人由于肾脏机能逐渐丧失，无法排泄水分及盐；肾病患者因蛋白质经尿液大量流失，降低了血渗透压，如果过量喝水，就会使水肿更加严重。

○水中毒患者

水中毒主要是因为喝水过量，使水分过度蓄积，诱发低血钠症，病人可能有全身抽搐、恶心、呕吐、意识昏迷等脑中枢神经紊乱的症状，严重者会危及生命，必须立即就医。

○青光眼患者

青光眼患者不宜多饮水，因为大量饮水后，会导致血液稀释，血浆渗透压降低，眼内房水产生相对增多而又无法排出，导致眼压升高而加重青光眼症状，甚至致盲。

水是胎宝宝的神奇摇篮

孕育生命是人类最伟大、崇高的事情。怀孕期间，胎宝宝的一切感知都通过母体来获得。孕妈妈因怀孕而使体内的血液总量增加了，对水的需求量也相应增加，并且胎儿也需要足够的液体，用于吸收营养和新陈代谢。

孕期女性需要额外增加饮水量

早在20世纪初，有关专家就已经指出，由于细胞外液空间的不断扩大和胎儿及羊水的额外需求，怀孕和哺乳期女性对水的需求量分别是2300毫升和2500毫升。

注意啦！

除了增加饮水量，孕妈妈还要禁酒和限制咖啡因的摄入。酒精对胚胎发育的各个阶段都有明显的毒性作用，如容易引起早产、流产、胎儿畸形等，而孕期喝咖啡会增加新生儿体重过轻或延长孕期。

孕吐和缺水有关

在怀孕早期的三个月，不少孕妈妈都有食欲不振、孕吐的反应。美国F.特曼医学博士在他的著作中明确提到：怀孕早期的孕吐反应是身体缺水的明显信号，是孕妈妈和胎宝宝共有的早期脱水症状，是由组胺的水调节机制导致的结果。

要解释孕吐和脱水之间的关系很简单，因为大多数孕妈妈在怀孕的第3个月调整饮水量，孕吐的现象就会消失。而那些虽然食欲不振，但有喝水习惯的孕妈妈，孕早期的孕吐反应远远低于不爱喝水的孕妈妈，甚至有些爱喝水的孕妈妈，几乎没有孕吐现象的发生。

成长过程中的胎儿对水的需要，可以通过母亲的感知系统加以表达，这一重要信号把胎儿的感知系统对于水的需要，与母亲身体的水分管理机制联系起来。大多数母亲都会在怀孕的第3个月调节饮水量，这一晨吐现象就会消失。

受精卵对水分的需求

从精子和卵子相遇，结合为一个单细胞的受精卵开始，就离不开水。受精卵在水液的化学作用下，一次次分化、分解、融合，数千百万次的水液化学作用，才能把自身与子宫内壁紧紧结合起来。在受精卵成长为胎宝宝的过程中，细胞分解的次数要达到1万多亿次。而这个过程，必须需要足够的水分。

胎宝宝的智力发育

国内外胎教机构对胎儿期的营养、智力不断进行分析研究，发现孩子的智力发展与胎儿期的营养密切相关。从营养需要来看，胎儿各种器官组织发育生长需要得到足够的蛋白质、核酸及其他辅助营养素。如果孕妈妈在怀孕期间能够做到合理饮食、营养均衡，就能促进胎儿大脑细胞数量的增多与质量的提高，从而使胎儿出生后就具备良好的智力发育基础。

注意啦！

每一种新形成的细胞都必须需要充足的水分供养。受精卵在水中的孵化率与水的深度紧密相关，孕妈妈在孕早期必须喝下更多的水。

根据现代神经科学和胚胎学的研究，胎儿在生长过程中，脑细胞增殖有两个高峰：大部分脑神经细胞在出生前分裂而成，在妊娠期的10~18周增殖速度最快，是胎儿脑细胞生长的第一个高峰；出生后的第三个月，出现脑细胞生长的第二个高峰，这主要是神经胶质细胞分裂，以后脑细胞增殖速度减慢。现在认为脑神经细胞分裂增殖可持续到1.5~2岁。

可以说，妊娠期能否科学地、合理地摄取各种营养，将对孕妇的健康与胎儿的发育，以及婴儿出生后先天体质与智力，都具有重要的作用。也正是因为这一点，许多母亲都把科学饮食视为孩子以后聪明与否的决定性因素。殊不知，胎儿的体质和智力与胎儿在母体中是否得到了足够多的水分滋养有直接关系。

 ## 羊水是胎宝宝的神奇摇篮

所谓羊水，是指女性在怀孕期间子宫羊膜腔内的无色透明液体。羊水是胎宝宝赖以生存和不断生长状态的神奇摇篮，是维持胎宝宝生命所不可缺少的重要成分。在羊水的成分组成中，98％都是水，余下的2％则是少量矿物质类、有机物激素和脱落的胚胎细胞。由此可见，水对于胎儿的成长是多么的重要。

在胎宝宝的不同发育阶段，羊水的来源也各不相同。在妊娠早期的第一个3月期，羊水主要来自胚胎的血浆成分。之后，随着胚胎的器官开始成熟发育，其他诸如胎儿的尿液、呼吸系统、胃肠道、脐带、胎盘表面等，也都成为了羊水的来源。羊水数量的多少因人而异，也会随着怀孕周数的增加而逐渐增加，比如12周时有50毫升，20周时约有300~400毫升，36~38周时可达1000毫升，过了预产期则显著减少。

羊水指数，正常范围是8~20厘米，当羊水指数小于5厘米时，为羊水过少，应尽快终止妊娠。一般来说，在怀孕28周（7个月）以前，由于羊水较多，胎儿较小，胎儿在子宫腔内的活动范围大，胎位容易改变。到怀孕32周（8个月）以后，胎儿长得快，羊水相对减少了！羊水深度3~8厘米为正常羊水量。

注意啦！

饮水量不仅仅关系到孕妈妈的身体健康，更关系到胎宝宝的身体或智力发育。孕妈妈一定要尽量补充水分，随时随地让孩子生活在充足健康的羊水之中。一旦发现羊水不足，可以用多饮水、补液来提高母体血容量，减少黏稠度，增加胎盘血流灌注，使胎儿血容量增加及尿量增多。

羊水对胎宝宝的重要性

羊水被誉为孕育胎儿的神奇之水，它的重要性主要表现在：

1.羊水可以作为评估胎儿健康和性别的指标。

2.羊水是胎宝宝的保护带：在妊娠期，羊水能缓和腹部的外来压力或冲击，使胎儿不致直接受到损伤。

3.羊水可以减少孕妈妈对胎儿在子宫内活动时引起的不适感。

4.羊水能够有效地预防外界细菌感染，即使已经感染，也可使其降低到最小限度。

5.羊水能稳定子宫内温度，使其不会有剧烈变化，在胎儿的生长发育过程中，胎儿能有一个活动的空间，胎儿的肢体发育不致形成异常或畸形。

6.羊水可以缓解孕妈妈分娩的疼痛。羊水具有润滑作用，使产道分娩时不会过于太干涩而增加母体疼痛；羊水能够形成水囊，在生产时对子宫颈和产道有软化扩张的功能，以减少对母体的伤害。

7.羊水能够减少子宫收缩时对胎儿的压迫，尤其是对胎儿头部的压迫，使子宫收缩压力较平均。

8.在臀位与足位时，羊水还可以避免脐带脱垂。

可见，对于胎宝宝来说，孕妈妈的饮水量直接关系到其健康。所以，为了使胎宝宝健康和孕妇顺产，孕妈妈要尽量补充水分，随时随地让孩子生活在充足健康的羊水之中。

如果胎儿给出的缺水信号没能够及时引起父母的重视，那么母体的缺水会直接导致胎儿未出世便夭折，这就是为什么孕妇没有惊吓、劳累、虚弱，胎儿就会死在母亲腹中的原因。

婴儿需要喝水吗

水对婴儿健康成长至关重要。最初，婴儿可以从母乳和配方奶粉中获取水分，也可以直接喝水。随着婴儿不断生长，他们经常本能性地进入脱水状态。因为细胞数目的增加和分裂，需要消耗相当多的水。每个细胞体积的75%都是水，对于一个成长中的婴儿而言，身体经常需要水，并随时发出求水的信号。

婴儿比成年人更容易发生体内水平衡失调

刚出生的婴儿，水分约占体重的75%；到6个月时，水占体重的比例减低至60%左右。除了水占比高于成人和儿童外，婴儿与成人和儿童的生理差别还在于：

- 更高的体表面积与体重比。
- 更高的水转换率。
- 更高的细胞外液比例。
- 排汗器官尚未发育完全。
- 表达口渴的能力低。
- 更高的总钠和氯水平。
- 较低的钾、镁和磷水平。

婴儿的液体交换率是成人的8倍，以单位体重计算，代谢率是成人的2倍。新生儿的肾脏尚未发育成熟，因此排泄溶质的能力有限。健康足月新生儿的肾小球功能要到满月时才能发育完全，而肾小管的功能则要到出生后约5个月才能发育完全。此外，婴儿的垂体分泌抗利尿激素加压素的能力也有限。综合这些因素，婴儿没有足够的能力充分浓缩尿液以保持体液。因此，他们更容易发生体内水平衡失调。基于他们的这些特点，需要密切关注婴儿食品配方的溶质负荷以及脱水的有关体征，发生脱水时要尽快进行治疗。

 ## 不同月份婴儿的需水量

不同月份婴儿对水的需求量是不一样。一般来讲，婴儿的需水量与其年龄段、体重和喂养方式有关。我们可以根据婴儿的年龄和体重来计算每日的需水量，即每日需水量减去喂奶量就是婴儿每日的补水量。

每个人婴儿的需水量不尽相同，家长可以从婴儿尿液来大概判断婴儿是否缺水。一般来讲，只要宝宝的尿液淡黄或无色，就说明他体内水分充足。

婴儿缺水的信号

虽然婴儿不能明确表达想喝水的意图，但只要家长仔细观察，还是会发现宝宝口渴时发出的一些信号的。

•婴儿的嘴唇干燥，时不时用小舌头舔嘴唇。

•尿布或纸尿裤尿湿的次数减少，尿液变黄。

•婴儿的大便变得干燥，硬结。

•食欲下降，不想吃奶、吃辅食。

食欲不振也是缺水的信号，因为水分不足，胃肠道分泌的胃液减少，从而影响食欲。

•婴儿虽然哭闹，但眼泪很少，甚至没有眼泪。这是宝宝严重缺水的表现之一。

•严重缺水时，婴儿的前卤或眼窝与正常相比有所凹陷。

如何满足婴儿的饮水需要

•分多次喂服宝宝喝水，每次少喝一点即可。少量多次喂服，是婴儿补水的最佳方式。

•喂奶或喂辅食之前不宜大量饮水，否则影响宝宝的食欲。

•饭后不宜大量饮水，否则胃内的食物被水浸涨后更不易于消化。

•睡前1小时停止饮水。婴儿的肾脏、排泄功能尚未完全成熟，睡前喝水会产生大量的尿液，增加尿床次数，影响婴儿的睡眠质量。

注意啦!

婴儿没有主动索水的表达意图，家长应该分多次喂给婴儿，让婴儿养成爱喝水的好习惯。

水是青少年健康成长的天然营养剂

人体无时无刻不在需要水分。当我们向外呼气时，水分会通过肺部流失，出汗和大小便也会导致水分的流失。人体需要水来进行营养运输、血液循环、体温调节、关节润滑、弃物排泄等，水是人类的必需品，更是青少年健康成长的天然营养剂。

 ## 水是青少年健康成长的基础

身体需要的第一营养素是水，水是一种能够产生能量的滋养物，它可以溶解所有的矿物质、蛋白质、淀粉和其他任何可溶性物质。像血液一样，水可以把这些物质分配给身体的各个部分。

青少年是一个特殊的群体，他们正处在成长发育期，需要足够的营养来支撑身体和智力的发育。缺水，会损害青少年的健康；缺水，会影响青少年的智力发育。即使是轻度脱水，也可引起头痛和烦躁，影响生理状态和思维敏捷性。

 ## 补水方式错误是诸多青少年病症的根源

尽管喝水对青少年的发育有诸多好处，但遗憾的是，我国大约有超过1/3的儿童和青少年没有获取足够的水分。究其原因，是青少年不爱喝白开水，饮料、牛奶占领了水市场。

很多家长知道多喝水对孩子有利，为了引起孩子对水的兴趣，就开始用各种新奇昂贵的甜果汁、汽水或其他饮料代替白开水给孩子解渴。这样做非常不妥当。无论是什么饮料，都属于再加工食品，里面含有大量的糖分和较多的电解质，这是过多脂肪堆积的根源，也是健康受损的第一步。尤其是儿童，如果在很小的时候就经常受到饮料中各种添加剂、提味素等化学物质的刺激，时间长了，不仅不爱喝水，还会对味觉等感官造成非常不利的影响。

青少年多喝水可促进脂肪"燃烧"

青少年肥胖症越来越困扰很多家长，肥胖或超重不仅影响青少年的身材，产生心理自卑感，他们的正发育及学习能力也都会受到一些损害。更重要的是，青少年就肥胖或超重者，他们成年后更容易患糖尿病、高血压、心脑血管疾病等。

减肥最主要的方式是加强运动和减少热量的摄入，也就是说通过运动来"燃烧"多余的脂肪和控制食物能量的摄取。而这两点，哪一个也离不开水分的调节。首先，体内的酶以及铁、钠、钾、钙、镁等矿物质是脂肪的"助燃剂"，它们在"工作"时需要水，水的作用是为"助燃剂"提供一个良好的"工作"环境。只有体内的水分充足，运动减肥才更有效。其次，喝水可以增加饱腹感，减少对食物的摄取量。

 ## 青少年补水有道

青少年处于生长发育阶段，代谢旺盛，尤其是夏天对水的需求量更是大增。多补水有理，但不可盲目补水，总体来讲，要注意以下细节：

• 多喝白开水或健康的矿泉水，少喝果汁、饮料和纯净水等。

• 变被动饮水为主动。上学前给孩子带一杯白开水，让他们课间随时喝水。避免一放学回家就"咕嘟咕嘟"灌下一大杯冰开水，这说明孩子已经缺水比较严重，次数多或时间长了，细胞内液的水就会流向组织间液，产生细胞内脱水。所以，口渴时再喝水，为时已晚。因此，中小学生应养成随时、主动喝水的习惯。

• 早餐要吃，早晨喝水更重要。脱水严重会损伤细胞，尤其是脑细胞。有些学生上课时间长了就会感到疲劳，精神不集中，其原因除了是固体营养物质摄入不足外，很大程度上和细胞脱水有关。因此，学生不但要养成吃早餐的习惯，而且要养成早晨喝水并喝足的习惯。

女人是水做的，美丽佳人水当当

都说"女人是水做的"，这话确实不假，水在女人的生命和生活中扮演着非常重要的角色，想象一下，乌发朱唇，明眸皓齿，红润的面颊，嫩滑的皮肤，玲珑有致的体形，所有这些女性健美的因素，哪一个不是与水有着密切的关系？所以，女人要想保持年轻美丽，要想拥有人人羡慕的水嫩肌肤，就一定不能缺水。

 女人皮肤老化、干燥、出油，缺水就是元凶

皮肤是人体面积最大的器官，拥有丰富的汗腺和皮脂腺，所以，皮肤每天都会在不知不觉中蒸发掉600毫升以上的水分，如果是在秋冬春等气候干燥的季节，空气湿度小，那么，皮肤表面水分的蒸散速度会更快，自然会产生更严重的水分流失。相比于男人来说，女人身体的含水量要少，而使水分吸收减少的脂肪却多，这样就使女人更容易陷入缺水的状态。如果人体内缺水，皮肤的含水量也会降低，尤其

是角质层的含水量降低，就会导致皮肤干燥，甚至形成细纹、裂口，加速皮肤的老化。

当然，皮肤的美丽不光是要补水，还在于水分与油分的平衡。对干性皮肤来说，就是既缺水，又缺油。那油性皮肤就不缺水了吗？错！油脂的分泌过程中要消耗掉肌肤内的大量水分，可以说，越油的皮肤越缺水，只是这种缺水的事实被旺盛的油脂量掩盖住了。

所以说，缺水就是导致女人所有皮肤问题的元凶，只有及时补水，补足够的水，才能避免这些问题，从而让女人拥有婴儿般水嫩光滑的肌肤。

注意啦！

皮肤老化、干燥、出油等一系列问题，都是缺水惹的祸，多喝水就能保持皮肤的水嫩光滑有弹性。

水是女人最物美价廉的保养品

女人为了美容养颜，可谓费尽了心思、花尽了银子，效果也不一定能达到自己满意。其实，根本不用这么折腾，水就是大自然赋予女人再好不过的营养素和美容品。要知道，皮肤是人体的水库，人体内20%的体液都蕴藏在皮肤中。据测定，皮肤的含水量是其自身重量的70%，所以对于每一个爱美女性来说，补水是保持皮肤良好形态的首要条件。

• 多喝水能促进皮肤的新陈代谢，加速皮肤表面的血液循环，及时清除可能堆积的毒素，防止表面肌肤产生暗沉、粉刺或痘痘。

• 多喝水能增加皮肤细胞中的含水量，使皮肤显得丰满、湿润、细腻、富有弹性。

• 多喝水能使营养成分更快、更好地到达皮肤部位，皮肤自然紧致不起皱纹。

• 多喝水能够平衡体温，以防止体温过高，加速皮肤表面水分的蒸发，使皮肤保持水润。

• 多喝水才能消除水肿，让身材更苗条。

什么样的皮肤才算缺水

既然水对皮肤这么重要，那什么样的皮肤才算是缺水呢？做做下面的小测试，你就知道了。

• 洗脸过后总觉得干巴巴，太不舒服了。

• 脸部肌肤有紧绷感。

• 下班从空调房出来，或长时间用完电脑，皮肤像是快要裂开一样的疼痛。

• 用手轻触面部时，没有湿润感，并缺乏弹性。

• 在镜子面前仔细观察，面色暗淡，有皱纹。

• 眼周肌肤有细纹。

• 和眼周的干燥程度相近，嘴唇一样受到细纹的威胁。

• 洗澡过后有发痒的感觉。

• 有的部位有干燥脱皮现象。

• 上午刚过，T区就变得油光闪闪，脸上却越发觉得干燥。

以上10条，如果你有4条以上是符合的，那就说明你的肌肤已经处于比较严重的缺水状态了，你必须马上补水了。

男人是泥做的，
泥离不开水

水是维持机体健康的最基本物质，人体所有代谢活动都离不开水。

人体内的所有细胞都需要水分，水是构成人体的主要成分。男人、女人，都离不开水。

我们经常说"女人是水做的"，女人离不开水，其实男人也如是，人体细胞在本质上是一样的，水是维持机体健康的最基本物质。

 干渴机制的作用

人体在发育成熟后，仅仅依靠干渴感觉不足以管理和协调对水的需求。这种干渴感觉之所以失效，其过程描述起来或许有些微妙，却也并不十分复杂。

根据达尔文的进化论，生命的起源源于海洋，到两栖动物，到陆地爬行动物，再到猿类，最后进化为人类。经过数百万年的进化，人类虽然已经站在食物链的最高端，但从离开海水来到陆地的早期祖先那里沿袭而来，仍然保留了他们的某些生理适应机制。比如干渴管理机制，它能够更长久地摆脱对水的依赖性。尽管身体不会用类似储存脂肪的方式来保留多余的水分，不过仍可应付某些干渴期的到来。

不幸的是，我们总是把干渴的感觉建立在口渴上。尤其是大多数男性朋友，不口渴绝对不喝水，甚至渴了也不一定及时去喝水。这是一个非常严重的错误认知，因为口渴并不是精确的机体饥渴信号，它甚至无法显示身体对水真正的需要。当身体通过干渴管理机制来表达它对于水的需要时，实际上，它已经缺少了2~3杯水。通常情况下，我们可能只喝一杯水，这样，离真正的需要还差两杯。令人遗憾的是，随着我们年龄的增长，这种差距还会逐渐扩大。所以，男性朋友，不要等口渴再去喝水，要养成主动喝水的习惯。

 男人比女人更需要补水

和女人相比，很多男人不太注

重补充水分。由于工作太忙、应酬太多，往往顾不上喝水，这样导致体内水分不够，影响了身体健康。其实男性朋友每天忙于职场打拼，面对生活和工作的压力，再加上新陈代谢比女人更快，因此，更应该多饮水。

○一切生理活动离不开水

水是一个流动的物质，不像糖、脂肪那样被人体所储存，水的摄入和排出保持着严格的平衡。为了维持体内的水分平衡和机体正常健康地运转，必须保证每天摄入与排出的水分相一致或更多。否则，一旦体内缺水，代谢产物和废物就不能正常排出，血液循环不畅，体温无法恒定，体内各种生理活动均无法正常进行。

○多喝水可防止男性疾病

随着社会压力的不断增大，前列腺炎、阳痿早泄、男子不育等男性疾病的发生也越来越多。男士们除了积极去应对和调整心态和身体外，保护自己的生殖健康还有一个很简单的办法：多喝水。多喝水也能保护精子，促进男性生殖能力。

现代男性精子质量差，"小蝌蚪"们活力不足，很容易导致不育，而多喝水，可以使血液得到稀释，血液中的水分越多，血液越稀薄，越容易在血管中流动，尤其在毛细血管，稀释的血液流速会更快。

睾丸是一个对血液供应很敏感的器官，睾丸内含有大量生精细胞，这些生精细胞处于不断分裂繁殖中，源源不断地产生精子。睾丸对血液中营养物质的依赖性很强，因此，睾丸血流越丰富，越有利于营养物质进入，更有利于生精细胞分裂繁殖和精子的产生。

此外，多喝水还有助于体内代谢性废物排出体外。人体每天都会产生大量的代谢性废物如尿素、胆色素等，这些废物囤积体内会对身体健康造成损害。

预防男士前列腺炎要多饮水。多饮水就会多排尿，浓度高的尿液会对前列腺产生一些刺激，长期不良的刺激对前列腺有害。多饮水不仅有助于稀释血液，还可有效稀释尿液的浓度，而多喝水能促进前列腺的血液循环，前列腺的局部代谢性产物容易及时排泄，可使前列腺处于一个更加健康的状态，有利于精子保持良好的活力。

健康长寿不是梦，水是寿星的补药

随着年龄的增长，人体的各项生理功能逐渐衰退，对身体缺水所产生的口渴信号也在减弱。所以，许多老年人通常是不觉口渴就不喝水。因为老年人对缺水所产生的口渴反应不太敏感，若是等到口渴才喝水，这时体内可能已发生脱水现象。老年人如果长期处于慢性脱水状态，久之可引起便秘、脑缺血、心律失常，甚至诱发脑血栓等疾病。

 脱水对老年人的不良影响

脱水会对老年人身体产生很多不良影响，诸如尿道感染、肾结石、便秘、支气管炎等。临床病例发现，很多老年性疾病都与老年人机体慢性脱水有关。

●脑血栓：脑血栓形成的直接原因是血液黏稠度过高，而血液黏稠度高的主要原因就是机体缺水，尤其是夜间失水最为严重，因此老人脑血栓发病高峰期在清晨。

●心肌梗死：心肌梗死的主要发病原因在于心排血量降低，这也与机体慢性脱水有很大关系。

●白内障：虽然缺水不是白内障形成的主要原因，但不爱喝水的老人患白内障的概率是爱喝水老人的3倍。

 老年人晚上要喝水

老年人多睡眠不好，晚上再喝水跑几趟厕所，岂不是雪上加霜？其实不然，老年人晚上宜喝水，而且建议有心梗、脑血栓病史的老人在床头柜放一杯热开水，以便半夜口渴时饮用，预防心梗。

首先，老年人膀胱萎缩，容量减少，即便晚上不喝水也会起夜排尿。

其次，老年人晚上不喝水容易导致血液黏稠度升高，这是导致脑血栓形成的重要诱因。

因此，建议老年人晚上睡觉之前也喝一杯水，有助于稀释血液浓度，改善内脏各器官的血液循环，减少某些心脑血管疾病的发生。

第七章

顺应节律来喝水，阴阳调和百病消

人与大自然是紧密联系在一起的，人类需要从自然界中摄取食物和水，呼吸空气，需要顺应四季寒热温凉、生长收藏的规律而成长，只有这样，才能维持正常的新陈代谢活动，以延续生命。反过来，自然界的阴阳消长、四季气候的变化，又时时刻刻影响着人的生理活动和病理变化。所以，我们在养生保健时，不仅要根据四季的变化规律和特点来调整起居、饮食和运动，还要科学地喝水，以使人体阴阳调和不生病。

春季气候变暖，自然界万物复苏，各种生物欣欣向荣，所以，春季是主生长、升发、条达舒畅的，在五行中，树木与人体的肝脏相对应。然而，春季温暖、多风、干燥的气候，又极容易引发肝火，使人遭受春燥、春困的伤害，所以，春季一定要多喝水。

春季喝水顺应肝脏的条达之性

在人体的五脏之中，肝脏是一个开朗乐观的脏器，喜条达恶抑郁，它的特性如同春天的柳树枝条一样柔韧、条达、舒展，担负着升发、疏泄、调畅气血的生理功能。

春季阳气始发，人体内的阳气在蛰伏一冬后也从现在开始向外升发，特别是肝气升发很旺盛，使全身气机疏通畅达，人也会变得精神焕发。所以，春季养生一定要注意保护阳气，舒畅肝气，用科学的喝水方法来调理肝脏功能，提高免疫力，这对一年的健康起着非常重要的作用。

多喝水可减少毒素对肝脏的损害

作为人体最重要的解毒器官，肝脏担负着对有害物质进行解毒、吞噬、防御的重任，不论是外来的毒素，还是体内代谢所产生的废物和有害物质，95%以上都必须通过肝脏的分解、代谢才能排出体外。而这个过程需要大量的水分来稀释、分解这些毒素，以使其随尿、胆汁排泄出去。可是如果体内水分不足，毒素不能完全被稀释、分解，那些剩余的毒素就会蓄积在肝脏中，损害肝细胞，影响肝功能。

春季温暖、多风、干燥的气候，极易使人缺水，所以此时一定多喝水，以及时补充体液，增强血液循环，促进新陈代谢，促进腺体，尤其是消化腺和胰液、胆汁的分泌，来减少代谢产物和毒素对肝脏的损害。那么，春季应该怎么补水？补多少呢？春季补水的时间可以分几个时间点来进行，请看下表。

春季补水时间表

时间	水量	功效
早上起床后	250毫升	帮助肾脏以及肝脏解毒
上午上班后	250毫升	缓解情绪
午饭前1小时	250毫升	解乏，放松
午饭后半小时	250毫升	促进消化
下午茶时间（3点）	250毫升	提神醒脑
下班前	250毫升	增加饱足感，避免晚餐暴饮暴食
睡觉前1小时	250毫升	促进消化、排毒，增进血液循环

当然，除了这几个时间段，我们还可以根据自己的需要灵活补水，只要保证一天总的补水量达到2500毫升就可以了。但是，有一点要特别说明一下，上面说的补水方法和补水量都是针对普通健康人群而言的，如果是已经患有肝病的人，一定要在专业医生的指导下，根据自己的病情合理补充水分，既不能缺水，也不能补过量，特别是肝硬化患者，饮水量更应适度。

🥤 多喝自制花茶，清肝火、除春燥、防春困

春季温暖多风，气候干燥，人体的新陈代谢明显加快，这样一来，人体内的水分很容易通过出汗、呼吸而大量丢失，加之春季肝气升发旺盛，很容易产生内热，在内外夹击之下，很多人会出现嗓子干、鼻子干、嘴唇干裂、眼睛干涩、爱发脾气、急躁、大便干燥等"上火"症状，这就是所谓的"春燥"。

还有一些人并没有因为春天的到来而精神百倍，反而经常感到困倦、疲乏、无精打采、昏昏欲睡，这就是所谓的"春困"。进入春季后，气温

逐渐升高，身体的毛孔、汗腺、血管开始舒张，皮肤血液循环也旺盛起来。这样一来，供给大脑的血液就会相对减少，人就会出现春困的反应。

那么如何清肝火、除春燥、防春困呢？首先，要多喝温开水，可以直接补充体内因干燥的天气而消耗掉的水分；喜欢喝蜂蜜的人，还可以在水中加点蜂蜜，因为蜂蜜清热、解毒、润燥的功效非常好，对化解"春燥"很有好处。其次，我们还可以自制一些花茶，在为身体补充水分、清除体内积热的同时，还能起到养肝、清肝、明目的作用；而且花茶性味甘凉，芳香辛散，能使积聚在人体内的冬季寒邪散发出去，促进体内阳气的升发，令人神清气爽，提神解困。

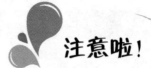

注意啦！

肝火旺、春燥、春困都与体内积热、缺水有关，因此多补水是春季保养的关键。

槐菊茶

 原料 槐花、菊花各10朵。

做法 将上述原料放入玻璃杯中，用沸水冲泡，加盖闷15分钟后即可饮用。

用法 每日1剂，冲泡3~4次，代茶饮。

------功效------

清肝明目、清热泻火。适宜春季口干、口苦，眼睛红肿、疼痛、发涩，鼻腔干燥出血，头晕头痛，心烦易怒等肝火亢盛者饮用。

茉莉花蜂蜜茶

 原料 茉莉花10朵，蜂蜜适量。

做法 将茉莉花放入杯中，注入沸水冲泡，至茶水温度降至40℃以下后加入蜂蜜，调匀后即可饮用。

用法 每日1剂，冲泡3~4次，代茶饮。

------功效------

提神醒脑、疏肝理气、清热润燥。适宜春季困倦、疲乏、胸闷不舒、咽干口燥者饮用。

春季时令水果排行榜

No.1 草莓 含水量 91.3%

*最佳营养素：维生素C、类胡萝卜素、果胶、纤维素等。

*保健功效：生津止渴，利咽止咳。

*最宜：风热咳嗽、咽喉肿痛、声音嘶哑、烦热口干者宜食。

*禁忌：痰湿内盛、肠滑便泻及尿路结石患者不宜多食。

No.2 芒果 含水量 90.6%

*最佳营养素：维生素A、维生素C、糖分等。

*保健功效：明目益胃，生津止渴，抗菌消炎、抑制流感病毒，保护视力。

*最宜：眼病、口渴咽干、食欲不振、消化不良、咳嗽痰多、流感患者宜食。

*禁忌：忌与大蒜、辣椒等辛辣食物同食；皮肤病、糖尿病患者忌食。

No.3 樱桃 含水量 88%

*最佳营养素：维生素A、铁等。

*保健功效：保护视力，预防贫血，改善脾胃功能。

*最宜：体质虚弱、贫血、乏力、视力差、消化不良、咽干口渴者宜食。

*禁忌：热性病及虚热咳嗽、溃疡、便秘、少尿、糖尿病、肾功能不全者忌食。

No.4 桑葚 含水量 82.8%

*最佳营养素：糖分、蛋白质、维生素A、维生素E等。

*保健功效：补肝益肾，生津润燥，乌发明目，增强人体免疫力。

*最宜：阴血不足、头晕目眩、盗汗及津伤口渴、消渴、肠燥便秘者宜食。

*禁忌：糖尿病、体虚便溏者忌食，儿童不宜多食。

No.5 荔枝 含水量 81.9%

*最佳营养素：蛋白质、糖分、维生素C等。

*保健功效：开胃生津，补充能量，增强机体免疫功能。

*最宜：体虚、病后津液不足、腹泻、胃寒疼痛者宜食。

*禁忌：阴虚火旺、便秘、痤疮、糖尿病、出血病患者及孕妇、小儿均应忌食。

夏季是一年中阳气最盛的季节，天气炎热，生机旺盛，在五行中属火，与人体的心脏相对应。夏季的暑湿气候，极易使人缺水，而引发中暑、感冒、腹泻、心脑血管等疾病，所以，夏季不仅要及时补水，还要根据自己的身体状况科学地喝水。

夏季心火旺盛，喝足水就能清心火

中医认为，"心与夏气相通应"，所以，心的阳气在夏季最为旺盛，加之夏季气温高，暑热邪盛，很容易引动心火，耗伤人体的阴血、阴气，因此很多人在夏季常常会出现心悸阵作、烦热躁动不安、失眠、易怒、口腔溃疡、口干苦、喜凉饮、小便短赤灼热等心脏实火症状。这时就要清心火了，怎么清呢？最简单直接的方法就是多喝水。水分充足了，人体细胞新陈代谢就会加快，排尿也畅通，这样一来，心脏的火气就会通过汗液、尿等排出去了。

注意啦！

夏季炎热易中暑，多喝水能及时补充身体流失的水分，是夏季防暑的关键。

清心火的最佳喝水法：清晨起床后喝500毫升，早上到午餐前喝800毫升，睡前1小时喝200毫升，晚间起夜再喝200毫升。

总之，每天最少要保证喝2000毫升的水。

多补水是夏季防暑的关键

夏季高温闷热的天气，不仅容易使人心火旺盛，

夏季阳气最盛，属火，主热、燥，与人体的心脏相对应。炎热的气候，极易使人缺水而导致中暑，或诱发多种疾病，因此，喝水就是养心、祛暑、防病的关键。

还会导致头痛、头晕、口渴、乏力、流冷汗、面色苍白、甚至晕倒等中暑症状。所以，夏季时一定要多喝水，及时补充身体因暑热损失的水分。

那么，喝什么水、怎么喝水才最有利于防暑呢？

•白开水。沸腾后自然冷却的新鲜温开水，是最具有生物活性的，进入人体后能很快被吸收利用，增强血液循环和新陈代谢，并起到调节体温、清除体内垃圾的作用。根据气温的高低，夏季每天应该补充1500~2000毫升水，也就是7~8杯水，比如早晨起床后和临睡前喝一杯水；晚上睡觉时最好在床头放一杯白开水，以便夜间醒来口渴时饮用；白天则要随时补水，不要等口渴了才喝水。

•淡盐水。夏季出汗比较多，尤其是在室外、高热环境下工作的人，以及体力劳动者，出汗更多，在出汗的过程中，人体损失的不仅仅是水分，还有钠、钾等微量元素，而缺钠、缺钾，会使人感觉全身乏力、倦怠、没精神。所以，这些人在夏季适当补充一些含钾的淡盐水，就可以弥补人体因大量出汗而失去的钠和钾。一般情况下，

500毫升的淡盐水放1~1.5克钾盐即可，其他盐分应从三餐里补充。

•乳制品。乳制品营养丰富，夏季多喝一些，既能补水，又能满足身体的营养之需。

•茶水。茶叶中含有多种人体必须的营养素，所以盛夏时节饮茶品茗，不但能补充水分，生津止渴，提神醒脑，还能补充人体因出汗损失的维生素、矿物质。另外，暑热的天气还会影响人的食欲，很多人会变得没胃口，多喝点茶水就能帮助消化，增进食欲。

 夏季尤其要多喝水的三类人

夏季气候的特点是"热"和"湿"，容易使人缺水，滋生细菌，所以夏季是很多疾病的高发期。多喝水除了能够防暑降温，还能帮助我们预防疾病，下面这三类人尤其需要多喝水。

○患有心脑血管病的老年人

老年人脏器功能减退，体液比年轻人要少15%左右，在炎热的夏季如果不经常、及时补充水分，就很容易出现生理性缺水，使血液变得黏稠，流速变缓，从而诱发高血压、脑血栓、心肌梗死、中风等严重疾病。所以，建议有心脑血管疾

病的老年人在天热的时候要经常主动喝水，多喝水。可在晨起时空腹饮水500毫升，中午、晚上临睡前再各饮一杯温开水，其他时间随时补水，每日要保证喝2000毫升水，即使不渴也要喝，以便稀释血液，防止突发重病。

○尿路感染患者

尿路感染是尿路上皮对细菌侵入导致的炎症反应，多发于女性，患者往往出现尿急、尿频、尿痛、排尿困难、膀胱区或会阴部不适及尿道烧灼感，严重者还会出现急迫性尿失禁、尿混浊、尿液中有白细胞、血尿等症状。夏季湿热的环境最容易滋生细菌，患者稍不注意就会再次感染、复发。所以，建议患有尿路感染的病人，在夏季一定要多补水，每天饮水量要保持在3000毫升以上，养成定时排尿的习惯，最好每3小时排一次，不憋尿，这样有助于清洗尿道，排出细菌，对恢复病情有很大的帮助。

○胆石症患者

夏季是胆结石的高发期，因为夏季人们出汗多，体内水分流失快，一旦体内缺水使胆汁浓度增加，就会诱发胆结石。所以，夏季多喝水，是预防胆结石的一个重要

注意啦！

缺水是诱发心脑血管病、尿路感染和胆石症的重要原因，夏季科学的喝水就能有效预防。

措施。对于已经患有胆石症的患者，多喝水不但能稀释胆汁浓度，还能将一些小结石冲刷入肠内而排泄体外。

那怎么喝水对排出结石最有效呢？一般情况下，夏季每天应保持饮水1500~2000毫升（即7~8杯），并要坚持少量、多次饮水的原则，比如早晨起床后空腹慢慢喝下500毫升的白开水，这样可以帮助积累了一晚上的胆汁进行正常的分泌吸收，防止结石的形成；晚上临睡前及夜间各喝200毫升，这样可防止夜间胆汁浓度过高；两餐之间，即每天上午10点左右、下午3~4点各喝300~400毫升水，同样可使积累的胆汁顺利分泌；出汗较多时、运动或洗澡后最容易缺水，必须及时补充水分，防止结石形成。

自制夏季养心茶，补水、消暑、清心三管齐下

夏季补水，除了直接喝白开水外，还可以自制一些养生茶饮，既能补充身体缺失的水分，预防中暑，还能清心火，防止心火亢盛而致病。

莲子心茶

 原料 莲子心2克。

做法 将莲子心放入杯中，用沸水冲泡，加盖闷5分钟即可。

用法 每日1剂，随渴随饮。

———功效———

清心去热，消暑除烦。对夏季心火旺盛所致的口腔溃疡、舌头起疱、失眠、健忘等症状有很好的效果。

注意

莲子心性寒，脾胃虚寒、怕冷、大便稀的人不宜饮用。

茉莉荷叶茶

 原料 茉莉花、绿茶各3克，荷叶1张。

做法 将荷叶切碎，与茉莉花、绿茶一同放入杯中，用沸水冲泡，加盖闷5~10分钟后即可。

用法 每日1剂，随渴随饮。

———功效———

消暑利湿，清热理气。可有效改善夏季暑湿所致的头晕、胸闷、水肿等症状。

注意

脾胃虚寒、失眠患者以及孕妇都不宜饮用。

 水博士提醒

夏季宜喝温凉茶

夏季喝茶最好是喝温凉的，既能补水又不伤肠胃，而冰镇凉茶虽然能够消暑解渴，但其寒性很容易损伤人体正气而诱发疾病，特别是儿童、体弱的老人、经期女性、哺乳期女性等人群更应注意。

每天一碗祛暑汤，补水清热功效大

暑热的天气会影响人的食欲，很多人会变得没胃口，身体的耐力和抵抗力都会降低，容易导致疾病。但如果把适宜夏季的食材简单加工一下，做成一碗美味爽口的祛暑汤，就不仅能促进食欲，帮助消化吸收，还能达到很好的补水效果。

百合绿豆汤

 原料 鲜百合25克（干品10克）、绿豆50克。

做法 鲜百合剥开洗净（干品洗净后泡软）；绿豆洗净，先放入清水中浸泡2小时，然后放入锅中，加适量清水煮沸，转小火煮至绿豆开，再放入百合，继续煮至绿豆、百合熟烂，加入冰糖即可。

用法 每日1剂，随渴随饮。

功效

清热，除烦，解暑。可有效缓解暑日心烦、口干、出汗、失眠等症状。

红豆薏米汤

 原料 红豆、薏米各10克。

做法 将红豆、薏米分别洗净，放清水中浸泡3~4小时，然后一起放入砂锅中，加入足够的水，大火煮沸，继续煮3分钟后关火闷5分钟，然后再次开火煮沸，继续煮3分钟后再关火闷5分钟即可。

用法 每日1剂，随渴随饮。

功效

健脾补心，祛湿消肿，利尿。可有效缓解夏季湿热所致的疲倦乏力、浑身沉重、眼皮胀、腿脚肿、小便少等症状。

 ## 多吃夏季时令瓜果，既补水又营养

入夏之后，各类时令瓜果接连上市，如黄瓜、西红柿、桃、西瓜、甜瓜等的含水量都在80%以上，而且富含多种人体必需的营养素。这些夏季瓜果大多性质寒凉，能够养阴生津、清热止渴，正适合酷热的夏季食用。因此，天热的时候不妨每天都吃一些。

夏季时令瓜果排行榜

No.1 黄瓜

💧含水量 **95.8%**

＊最佳营养素：黄瓜酶、葫芦素C、维生素E、氨基酸、维生素B₁等。

＊保健功效：清热利水，解毒消肿，生津止渴，防酒精中毒。

＊最宜：身热烦渴、咽喉肿痛、风热眼疾、湿热黄疸、小便不利、肥胖、糖尿病、癌症患者及嗜酒者宜食。

＊禁忌：脾胃虚弱、腹痛腹泻、肺寒咳嗽、肠胃病患者慎食。

No.2 西红柿

💧含水量 **94.4%**

＊最佳营养素：番茄红素、有机酸、维生素A、维生素C、钾。

＊保健功效：清热生津，健胃消食，养阴凉血，保护视力，防癌抗癌。

＊最宜：发热烦渴、口干舌燥、牙龈出血、胃热口苦、食欲不振、贫血、高血压、高血脂、眼病、肾病患者宜食。

＊禁忌：急性肠炎、菌痢及溃疡活动期病人忌食。

No.3 西瓜

💧含水量 **93.3%**

＊最佳营养素：糖分、维生素A、钾、精氨酸等。

＊保健功效：清热解暑，生津止渴，利尿除烦。

＊最宜：口渴汗多、胸膈满闷不舒、小便不利、口鼻生疮、暑热、中暑者宜食。

＊禁忌：脾胃虚寒、糖尿病、肾功能不全及感冒初期患者忌食；孕妇、尿频、尿多、慢性肠胃炎等患者不宜多食。

No.4 甜瓜（香瓜）

💧含水量 **92.9%**

＊最佳营养素：糖分、柠檬酸、转化酶、B族维生素等。

＊保健功效：清暑热，解烦渴，利小便，保护肝肾。

＊最宜：胸膈满闷不舒、食欲不振、烦热口渴、口鼻生疮、口臭、中暑、小便不利及肾病患者宜食。

＊禁忌：脾胃虚寒、腹胀便溏者忌食。

No.5 菠萝

💧含水量 **88.4%**

＊最佳营养素：菠萝蛋白酶、糖分、维生素B₁、维生素C等。

＊保健功效：清暑解渴，消食减肥，消除炎症和水肿。

＊最宜：嗓子疼、咳嗽、口渴汗多、消化不良、支气管炎、水肿、肥胖者宜食。

＊禁忌：溃疡、肾病患者忌食。

秋季燥热多病发，水润过秋是关键

秋季气温逐渐下降，阳气开始收敛，阴气逐渐充盛，在五行中属金，与人体的肺脏对应。秋季天高气爽，气候干燥，而燥邪最易损伤肺阴，从而引发咳嗽、咽炎、喉炎、支气管炎、肺炎、哮喘等多种呼吸系统疾病。因此，秋季养生一定要多补水，以滋阴润燥，调养肺气。

秋季干燥最伤肺，多喝水可养阴、润肺、防燥

随着气温的降低，秋季雨水逐渐减少，空气湿度相对降低，气候偏于干燥，所以"燥"是秋季的主气。在人体的五脏中，肺主呼吸，肺气通过口鼻与外界相通，这样一来，秋季的燥气就会从口鼻侵入人体，经过口唇或鼻腔、咽部、气管，到达肺脏，耗伤肺阴，所以，秋季的燥气对肺的损害最大。

秋季干燥的天气还会使人体内的水分迅速蒸发，每天仅人体皮肤表面隐性流失的水分就在600毫升以上，如果再加上出汗、排尿、排便等途径损失的水分，那人体每天流失的水分就更为可观了。当身体缺水时，就会表现出一系列的"干燥"症状，比如口、鼻、咽干燥，干咳少痰，皮肤干燥，毛发脱落，大便燥结等，严重的甚至还会咳中带血，这就是所谓的"秋燥"。所以，秋季养生首先就要防燥，而防燥最根本的办法就是多喝水。水为生命之本，在秋季就是燥邪的克星，只有体内水分充足了，才能养阴润肺不生病。

注意啦！

秋季的燥气与人体的肺脏相通，燥气太强，容易导致体内水分缺失，诱发疾病，所以，秋季润肺防燥就一定要多喝水。

秋季阳气渐收，阴气渐长，气候干燥，五行属金，与人体的肺脏对应。燥邪最易伤肺，使人体缺水，引发多种呼吸系统疾病，因此，多喝水是秋季养阴润肺防燥的首选。

秋季补水养肺的两种方法

秋季干燥的气候，让人体对水的需求量比其他季节要高，一个健康的成年人，一般情况下每天最少需要补水2500毫升，但到了秋季，每天的补水量要相应增加，才能满足身体所需，保证肺和呼吸道的润滑。那秋季要怎么补水呢？秋天补水养肺的方法主要两种：

○ **直接喝水**

因为秋季气温降低了，所以最好是喝温开水。喝水要分多次进行，一次不能喝太多，大致把握好这几个时间点就可以了。比如清晨起床后、晚上睡觉前各喝水300毫升；两餐之间各喝水800毫升，当然，这800毫升不是一次喝完，要分多次喝，每次喝200毫升左右；如果白天有运动计划，在运动前最好喝一些水，如果运动量比较大，出汗多，就要增加饮水量。

○ **从呼吸道补水**

方法很简单：在杯子里倒满热水，把鼻子靠近杯口，吸入水蒸气，每次吸10分钟即可，最好每天早晚各吸1次。这个方法可以使水分直接通过鼻腔、气管，到达肺部，以保持呼吸道与肺脏的湿润。

 ## 每天喝足水，助你解"秋乏"

秋季天高气爽，比炎热的夏天要舒服多了，可有些人却产生了倦怠、乏力、总想睡觉的感觉，其实，这就是人们常说的"秋乏"。秋乏是补偿夏季人体超常消耗的保护性反应，简单地说，夏季因为气候炎热，出汗多，胃口差，人体大多处于过度消耗的状态，到了秋季，气温逐渐降低，身体就进入了生理休整阶段，就会产生疲惫、困倦的感觉。

那怎么缓解"秋乏"呢？

首先要多喝水，身体内水分充足了，就能促进新陈代谢，帮助身体尽快从夏季疲劳的状态中恢复过来。怎么喝呢？给大家的建议是：早上起床后喝一杯淡盐水，晚上临睡前喝一杯蜂蜜水，白天随时补充白开水，如果不习惯喝淡盐水，或者觉得白开水没滋味儿，你也可以自制一些喜欢的饮品，比如橙汁或柠檬汁，既可口又提神。

每天几杯润肺茶，补水、防病就靠它

金秋十月是丰收的季节，但对人体健康来说，却是一个值得警惕的、易发病的季节，比如各种呼吸系统疾病、高血压、脑卒中、心肌梗死、糖尿病等，都极易在秋季高发。原因就是秋季气候干燥，气压变化大，早晚温差大，人体易缺水。所以，要预防这些疾病的发生，就要多喝水。除了多喝温开水外，我们还可以每天喝几杯淡茶，能更好地起到润肺防病的作用。

萝卜茶

 原料 白萝卜100克，茶叶5克，盐适量。

做法 将白萝卜洗净、切片，放入锅中，加入适量清水煮烂，加点盐调味；将茶叶用沸水冲泡，加盖闷5分钟后倒入萝卜汁内即可。

用法 每天2次，不拘时，代茶饮。

———— 功效 ————

清热生津，开胃健脾，顺气化痰。可有效改善秋季咽干、咽痛、咳嗽痰多、食积腹胀、食欲不振等症状。

润肺茶

 原料 袋泡绿茶2克，银耳3~5克，湿淀粉、蜂蜜、白砂糖各适量。

做法 将袋泡茶用沸水冲泡；将银耳用温水泡发，洗净，放入锅中，加热水煮至熟烂并捣碎，放入泡好的茶水中，再加入少量湿淀粉煮沸，稍凉后放入蜂蜜、白砂糖，调匀即可。

用法 每日1剂，代茶随饮。

———— 功效 ————

滋阴润肺。适用于秋季肺阴不足、津少口渴、咽干不适、干咳少痰、皮肤干燥、大便干结、高血压等症。

 每天一碗滋阴汤粥，补水、进补效果好

为了对抗夏季炎热的气候，人体耗损了很多能量，所以到了秋季，就需要好好补一补了，为顺利过冬储存足够的能量。怎么补呢？秋季气候干燥，既要补水，还要补充营养，最好的方法莫过于喝汤或喝粥了。秋季讲究"平补"，即选择一些气平味淡、作用缓和的食物来煲汤或煮粥，如银耳、豆腐、莲藕、莲子、山药、百合、杏仁、黑木耳、芝麻、蜂蜜、糯米、大米等，这些都是滋阴润肺的好食材，大家不妨做来喝一喝，补水养肺的效果很不错。

百合杏仁粥

 原料 杏仁10克，鲜百合、大米各50克，白糖适量。

做法 将杏仁去皮、尖，打碎；鲜百合洗净；大米淘洗干净，与杏仁一起放入锅中，加入适量清水煮粥，粥八成熟时放入百合，继续煮至粥熟，加入白糖调味即可。

用法 每日1次，可做午、晚餐食用。

功效

润肺止咳，清心安神。适用于秋季肺阴不足、肺燥咳嗽、皮肤干燥、病后虚弱等症。

太子参百合瘦肉汤

 原料 太子参100克，百合50克，罗汉果半个，猪瘦肉150克，盐适量。

做法 将猪瘦肉洗净；太子参、百合、罗汉果洗净后，一起放入锅内，加入适量清水，大火煮沸后，放入整块的瘦肉，转小火煲1~2小时，最后加盐调味。

用法 每日1次，可做午、晚餐食用。

功效

清润肺燥，益肺生津。适合气虚肺燥、咳喘气短、口干渴饮、燥热伤肺而咳嗽咽干者饮用。

 多吃秋季时令水果，补水又防病

干燥的秋季，一天吃几个甘酸清润、鲜美多汁的应季水果，如梨、苹果、柑橘、葡萄、山楂等，既是补水的理想选择，还能促进消化吸收，补充多种人体所需的营养素。

秋季时令水果排行榜

No.1 杨桃
💧含水量 91.4%

*最佳营养素：糖分、维生素C、有机酸、挥发性成分等。
*保健功效：清热利咽，生津止渴，和中消食，利小便，解酒毒。
*最宜：肺热或风热咳嗽、咽痛、咽喉炎症、口腔溃疡、风火牙痛、胃热伤津、饮酒过度、烦热口渴、小便不利者宜食。
*禁忌：脾胃虚寒、便溏泄泻者忌食。

No.2 梨
💧含水量 90%

*最佳营养素：膳食纤维、果酸等。
*保健功效：生津润燥，清热化痰，润肺止咳，助消化，解酒。
*最宜：咳嗽痰稠或无痰、咽痒干疼、热病伤津烦渴、慢性支气管炎、肺结核、便秘及经常用嗓者宜食。
*禁忌：胃寒、肠炎腹泻、风寒咳嗽等患者忌食。胃酸多、糖尿病患者少食；产妇、经期及寒性痛经者忌食生梨。

No.3 葡萄
💧含水量 88.7%

*最佳营养素：糖分、维生素A、维生素C、钙、钾、铁等。
*保健功效：补气血，生津解渴，利尿消肿，预防血栓，抗衰老。
*最宜：身体虚弱、肺虚咳嗽、贫血、低血糖、胃虚呕吐、神经衰弱、过度疲劳、心血管病、水肿、小便不利及癌症患者宜食。
*禁忌：糖尿病、便秘、脾胃虚寒者应少食或不食。

No.4 柑橘类
💧含水量 88%以上

*最佳营养素：类黄酮、类胡萝卜素、维生素C、柠檬酸等。
*保健功效：开胃理气，生津止渴润肺，消除疲劳，提高免疫力。
*最宜：呕逆少食、胃阴不足、口干渴、肺热咳嗽及饮酒过度者宜食。
*禁忌：风寒咳嗽、痰饮咳嗽者忌食。

No.5 苹果
💧含水量 85%以上

*最佳营养素：膳食纤维、维生素C、维生素E、鞣酸、果胶等。
*保健功效：润肠，止泻，改善肺功能，降胆固醇，护齿。
*最宜：婴幼儿、中老年人以及胃炎、牙龈炎、便秘、腹泻、抑郁、失眠、肥胖、心血管疾病等患者宜食。
*禁忌：冠心病、心肌梗死、肾病、糖尿病患者忌食。

冬季气候寒冷，阳气潜藏，阴气最盛，在五行中属水，与人体的肾脏对应，所以中医有"寒气通于肾"之说。严寒干燥的冬季不仅容易使人感受寒邪而致病，还极容易使身体缺水，引起上火、皮肤干燥、消化不良、大便干等症状。所以，补足水对冬季保健至关重要。

冬季为什么要多喝水

冬季气候寒冷，人们的活动量较春夏秋季要少很多，于是，很多人认为，冬季就没必要喝那么多水了。如果是这样的话，那你的身体肯定要缺水了。因为冬季是非常干燥的，空气湿度一般都在40%以下。由于寒冷，我们都会关紧门窗保暖，如果再烧暖气或开空调的话，室内的空气就会更加干燥，像很多人早上醒来时会感到口干舌燥、嗓子疼，皮肤也干巴巴的，有时身上还燥热、眼睛也发干，小便特别黄，其实这些都是身体严重缺水的信号，如果不赶快补水，就会引发上火、感冒等病症。所以，冬季人体消耗的水分并不少，甚至比其他季节还要多，一定要多喝水，才能让我们安然过冬不生病。

多喝水是肾脏健康的基本保障

在人体的五脏中，肾脏是负责调节水分代谢的器官。我们喝水后，水分经过胃肠道吸收进入血液，通过血液在全身的循环带走身体各组织器官的代谢废物，再经过肾的过滤，把血液中的代谢废物、有毒物质留下，形成尿液，收集到膀胱中，最后通过排尿管排出体外。在这个过程中，需要有充足的水分来参

冬季严寒干燥易缺水，补水养肾安然过冬

冬季阳气潜藏，阴气最盛，五行属水，与人体的肾脏相对应。寒冷干燥的气候极易使人体缺水而致病，因此，冬季养生既要防寒保暖，更要多喝水。

与，以稀释尿液的浓度，加快废物和毒素的排出。如果体内缺水的话，尿液浓度过高，就会导致废物和毒素的留滞，加重肾脏的负担。停留的时间过长，这些废物和毒素就会侵蚀肾脏、膀胱，导致感染、炎症或结石，甚至急性功能衰竭。冬季气候干燥，空气湿度小，供暖后室内空气更加干燥，身体很容易缺水，所以，多喝水，多排尿，是保护肾脏健康的重要措施。

冬季喝水养肾的要诀

虽说多喝水有助于养肾，但可不是喝水越多对肾脏就越好，某些特殊人群，如水肿、心脏功能衰竭、肾功能衰竭，都不宜喝水过多。那对健康人来说，冬季要怎么喝水才最养肾呢？把握好下面几个关键点就可以了。

●喝什么水：冬季最好喝新鲜开水，没有完全煮沸的水、反复煮沸加热的水、煮沸后放置24小时的白开水都对肾脏有害，最好不要喝。

●水温：一般25~30℃比较合适，不能太烫，否则会损伤消化道黏膜。

●水量：健康的成年人每天的喝水总量不应少于2000毫升。

●喝水的黄金时间点：早晨起床后250毫升、上午10点左右250毫升、下午3点左右250毫升、饭前15分钟100毫升、饭后分钟100毫升、晚上临睡前200毫升，其他时间可根据自身情况随时补水，如果有运动计划的人，在运动前、中、后都要喝水，以保证身体新陈代谢的顺利进行。

早晚一碗营养汤粥，补水强身不生病

冬季，人的脾胃功能比较旺盛，消化吸收能力强，所以，冬季是最适宜进补的季节。在干燥寒冷的冬季，每天早晚喝一碗富有营养的热汤或热粥，不仅能补充水分，还可以防寒暖身，强身健体，提高人体的耐寒能力和免疫功能，帮助我们安全、顺利地过冬。

山药羊肉汤

原料 山药200克，羊肉500克，姜片、葱段、胡椒、料酒、盐各适量。

做法 将山药去皮、洗净、切片；羊肉洗净、切片，焯水，然后将除盐之外的所有原料一起放入锅中，加水大火烧沸，撇去浮沫，转小火炖至羊肉熟烂，最后加盐调味即可。

用法 每天1次，可做午、晚餐食用。

----功效----

温中散寒，补血助阳。适宜冬季阳虚体寒者食用，能有效改善虚寒哮喘、肾亏阳痿、腹部冷痛、体虚怕冷等一切虚寒症状。

黑芝麻粥

原料 黑芝麻40克，大米100克。

做法 将黑芝麻洗净，晒干后用小火炒熟，碾碎；大米淘洗干净，放入锅中，加水煮粥，粥将熟时放入黑芝麻碎，继续熬煮至粥熟即可。

用法 每日1剂，可做早、晚餐食用。

----功效----

补肝肾，润五脏，填精髓，补血虚。适用于肝肾不足、产后乳汁不足、消瘦、便秘、须发早白、大便干燥、老年动脉硬化、肺燥咳嗽等症。

注意

慢性肠炎、便溏腹泻者忌食。

 ## 冬季这几样水果要多吃，补水防病提高免疫力

冬季补水除了直接喝水、喝汤粥外，还可以多吃些水果，在滋润身心补水润燥之余，还能摄取充足的营养物质，起到预防疾病，提高免疫力的作用。比如秋季盛产的梨有生津止渴、止咳化痰、清热降火等功能，最适宜于冬季发热和上火的人食用；苹果能生津止渴，老幼皆宜；酸甜的柑橘类（柑、橘、橙、柚等）水果能开胃消食，生津润肺化痰，最适宜冬季消化不良、肺热咳嗽的人食用。除了这三种水果，冬季还是荸荠、柿子、甘蔗、猕猴桃、香蕉、山楂等水果的旺季，大家可根据自己的喜好选择食用。

冬季时令水果排行榜

No.1 荸荠
💧含水量 83.6%

*最佳营养素：荸荠英、磷等。
*保健功效：清热生津、利尿通便、化湿祛痰、消食除胀，预防急性传染病。
*最宜：热病津伤口渴、发热、便秘者宜食。
*禁忌：荸荠性寒，脾胃虚寒、血瘀者慎食。

No.2 猕猴桃
💧含水量 83.4%

*最佳营养素：维生素A、维生素C、维生素E、果胶、叶酸、钾等。
*保健功效：生津润燥，解热除烦，降血脂，增强免疫功能。
*最宜：咽干口渴、食欲不振、消化不良、口腔溃疡、便秘、心血管病、高血压、眼病、癌症等患者宜食。
*禁忌：风寒感冒、肠炎泻痢、痛经、小儿腹泻者忌食。

No.3 甘蔗
💧含水量 83.1%

*最佳营养素：糖分、氨基酸、铁、钾等。
*保健功效：补充糖分，清热生津，滋阴润燥。
*最宜：津伤口渴、肺燥咳嗽、咽干痰稠、低血糖、贫血、反胃呕吐、大便燥结、小便不利者宜食。
*禁忌：甘蔗性寒，脾胃虚寒和胃脘疼痛的人不宜食用。

No.4 柿子
💧含水量 80.6%

*最佳营养素：糖分、维生素C、胡萝卜素、果胶、碘等。
*保健功效：清热生津，润肺化痰，消炎止血，活血降压，解酒。
*最宜：慢性支气管炎、咽干喉痛、口舌生疮、高血压、动脉硬化、便秘、痔疮、甲状腺及出血性疾病、长期饮酒者宜食。
*禁忌：忌空腹或与海鲜同食；体弱多病、外感风寒、胃病、便溏、贫血、胆结石、糖尿病患者及产妇、经期女性忌食。

No.5 香蕉
💧含水量 75.8%

*最佳营养素：膳食纤维、糖分、维生素A、钾等。
*保健功效：清热润肠，保护视力，降血压，保护胃黏膜。
*最宜：热病烦渴、咽干喉痛、肺结核、顽固性干咳、上消化道溃疡、便秘、痔疮、肥胖、心血管病患者宜食。
*禁忌：脾胃虚寒、便溏腹泻、急慢性肾炎及肾功能不全者忌食。

第八章

女性特别专题：
制订属于自己的
水疗方案

美容、养颜、瘦身是女性永恒的话题，谁不希望自己光彩照人呢？可是，现在大多数女性都是家庭事业两边忙，往往承受着比男性更大的生活和工作压力。再加上女性一些特殊的生理时期，如经期、孕期、哺乳期、更年期等，都是造成女性健康及容颜变化的特殊时期。如果不及时调理的话，不仅会造成皮肤干燥、粗糙、斑点、皱纹、痘痘、早衰等各种皮肤问题，还会引起痛经、月经不调、奶水不足、更年期综合征等一系列的健康问题。所以，女性朋友一定要制订出属于自己的水疗方案，这是永葆健康美丽的关键。

水是安全有效的"减肥药"

体内缺水是导致肥胖的重要原因，确保供水是减肥之本。
把握好喝水的时间和水量，能让减肥事半功倍。

每个女人都想要拥有苗条的身材，于是就想方设法地减肥，节食、运动、喝减肥茶、吃减肥药、做按摩、扎针灸……这些方法虽然都能取得一定的瘦身效果，但一旦停止，都会出现反弹。其实，减肥消脂并不需要这么折腾，只要多喝水，会喝水，就比其他任何减肥方法都有效，水才是安全有效的"减肥药"。

注意啦！

喝水少是造成体内脂肪堆积的重要原因，所以，多喝水才是消脂减肥的根本方法。

确保供水是减肥之本

人为什么会肥胖？吃得多，动得少，相信这是绝大多数人的答案。其实，肥胖还有一个非常重要的原因，就是喝水少。为什么这么说？因为人体内很多的化学反应都是以水为介质进行的，尤其是脂肪的代谢更离不开水。人体的水分消耗和脂肪储存是一对互逆过程：越是喝水少，胃液越多、越稠，人就越需要多吃食物来增加饱腹感；而你吃得越多，消化过程中消耗掉的体内水分就越多，脂肪缺水无法代谢，越积越多就变成了肥嘟嘟的赘肉。所以，想要减肥的女性朋友一定要明确这个事实，多喝水，确保体内水分充足才是减肥之本。

当你养成健康的喝水习惯，让身体从长期性的缺水、脱水状态中恢复过来时，就能轻松减肥，健健康康瘦下来。

把握好喝水的时间和水量是喝水减肥的关键

相比于其他减肥方法来说，靠喝水来减肥不仅不会产生任何痛苦，而且十分有效。但关键是，这个减肥的水要怎么喝？什么时间喝？喝多少？把这些问题搞清楚，才能让减肥事半功倍，取得最佳的瘦身效果。

科学喝水减肥时间表

时间	水量	功效
早上起床后	250毫升	帮助肝脏和肾脏有效地排毒；刺激肠胃蠕动，清除宿便，把体内的代谢物排出体外，减少出现小肚腩的机会
饭前半小时	200毫升（或一碗清汤）	消除被误解的饥饿感，形成饱腹感，有效控制住每餐的进食量
饭后2小时	250毫升	增强肠道的消化能力；防止身体因为缺水而出现的虚假饥饿感，控制你吃零食的欲望；缓解疲劳，提神醒脑
进行运动锻炼之前	100毫升	有助于脂肪在人体运动时加速代谢，代谢废物和毒素也能通过大量出汗而排出体外
运动之后	250毫升	及时补充体内因出汗而损失的水分，促进脂肪代谢
睡觉前1小时	100毫升	既能保证脂肪在夜间继续代谢，又能避免第二天身体水肿

除了把握好这些关键的喝水时间点外，全天都要维持不间断地补充水分，尤其当你感到饿了时，不要吃食物，只要保持温和地饮水就可以了。另外，我们还要控制好每天喝水的总量，对减肥的女性来说，一般每天喝2000~3000毫升水就可以了。喝得太多的话，不仅会增加肾脏的负担，还会使过多的水分在体内停滞，导致水肿。

注意啦!

喝水减肥也要注意控制水量，并不是越多越好，否则会引起副作用哦！

155

自制补水减肥茶，安全消脂不反弹

目前，市场上有多种减肥茶，每种减肥茶的功效都被广告宣传得非常好，但它们的减肥原理其实都一样，就是喝完之后让人肚子痛，频繁地拉肚子，以达到消脂减肥的目的。这种方法在短期内确实能减掉一些脂肪，但滋味儿很不好受，而且如果停了减肥茶，不控制饮食的话，基本都会反弹。更重要的是，减肥茶打乱了人体正常的消化吸收过程，时间长了还会造成内分泌紊乱，对身体健康带来很大的影响。所以，减肥茶不是不可以喝，而是不要乱信广告上的减肥茶，我们可以在家自制减肥茶，花很少的钱就能取得非常好的减肥效果，而且还不受罪。

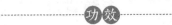

糙米茶

原料 糙米200克。

做法 将糙米放入炒锅中，不加油干炒至黄褐色时盛出，然后在锅中加入1500毫升清水，大火煮沸后，放入炒好的糙米，煮开后，改用小火煮20分钟，滤渣取汁即可。

用法 每日1剂，代茶饮。

功效

加速肠蠕动，促进排便；促进消化吸收，消脂瘦身。

注意

糙米不可与牛奶一起吃，否则会造成维生素A大量损失，容易导致"夜盲症"。

山楂荷叶茶

原料 山楂15克，荷叶12克。

做法 将山楂洗净，去籽；荷叶切碎，与山楂一起放入锅中，加入适量清水煎煮20分钟，去渣取汁即可。

用法 每日1剂，代茶饮，连服1个月。

功效

健脾化滞，活血化瘀，减肥降脂。

注意

体瘦、贫血、胃酸过多、消化性溃疡及孕期、哺乳期、经期女性不宜饮用。

● 每天一碗补水瘦身汤，消脂滋补两不误

喝水减肥其实就是通过控制饮食，并促进体内脂肪的代谢来实现的，可即使减肥的效果很好，但天天这么喝水，难免有嘴馋的时候，那怎么办呢？不妨选用几样消脂减肥的食材做成瘦身汤来喝喝，既能补水，又能解馋，滋补身体。不过，喝汤期间，饿了就要喝，不感到饿时也要喝，最好隔1小时喝一小碗，千万不能因为饿，就一次喝好几碗，那样是起不到减肥作用的。

海带冬瓜汤

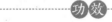 **原料** 带皮冬瓜500克，海带100克，陈皮10克，瘦猪肉200克。

做法 将瘦猪肉洗净、切片，焯去血水；冬瓜洗净后连皮切块；海带用水泡发后洗净，切段；锅中加入适量清水，煮沸后，放入上述所有材料，用大火煮10分钟后，转小火煮2小时，最后加盐调味即可。

用法 每日1剂，分数次饮用，每次1小碗。

 功效

补虚强身，清热去湿，减肥轻身。

注意

脾胃虚寒、甲亢的女性忌食。

银耳竹笋汤

 原料 银耳20克，竹笋200克，鸡蛋1个，盐适量。

做法 将银耳用温水泡发，去蒂，洗净，撕成小片；竹笋洗净，切片；鸡蛋打入碗中，搅散；锅中加入适量清水，大火煮沸后，倒入鸡蛋液，再加入银耳、竹笋，转小火煮5分钟，最后加盐调味即可。

用法 每日1剂，可在午、晚餐前食用，也可在感觉饥饿时食用。

功效

利尿通便，减肥。

注意

竹笋粗纤维较多，故有肠胃炎及溃疡者忌食。

做"挺"美人，喝水丰胸就这么简单

拥有胸部迷人的曲线一直都是很多女性孜孜以求的事情，于是，很多丰胸的方法也应运而生，如穿调整型文胸、药物丰胸、注射式丰胸、填充式丰胸等，效果都不错，原来平坦的胸部变得丰满、挺拔，让女性更美丽、自信。但是，有一点必须要提醒女性朋友，文胸只是表象，药物都有副作用，而手术有风险，如果注射物或者填充物质量不合格的话，就会造成乳房变硬、发黑，乳腺病变，严重者切除乳房的都有。所以，用这些方法制造出来的美丽是与风险共存的，虽然"挺"好，但是健康更重要。

其实丰胸并不难，女性的乳房是富于脂肪和腺体组织的器官，其大小、丰满程度不仅与遗传、日常保养等因素有关，更与营养素的摄入、雌激素的刺激关系密切。所以，我们只要通过食疗，多喝丰胸汤水，就能让胸部自己变得丰满坚挺，这也是最安全、最健康的方法。

🜄 喝水丰胸要选对时间

补水是丰胸过程重要的一环，可是，喝水也是有讲究的，只有在正确的时间里喝丰胸汤水，才能取得事半功倍的效果。那么，什么时间丰胸效果最好呢？

丰胸的最佳时间：每月经期之后的第11~13天（把每月经期开始作为第一天，往后推）。

丰胸稍次的时间：每月经期之后的第18~24天。

为什么这10天是最佳丰胸时间呢？关键就在刺激乳房的雌激素上。雌激素又称女性激素，它的一个重要功能就是刺激并维持女性的第二性征，比如使脂肪和毛发分布具有女性特征，乳腺发达、产生乳晕、骨盆宽大等。有专家这样说，女性的乳房发育大小及丰满情况在很大程度上都取决于雌激素的水平，为什么女性进入更年期后，乳房会萎缩、下垂呢？就是因为卵巢分泌的雌激素水平下降了。

女性在经期时，乳房可能出现胀大现象，但实际上雌激素的分泌量一般，而经期即将结束时，则是雌激素分泌最低的时间，这时再努力地食补，也不会取得好的效果。

而在经期的第11~13天、第18~24天这两个时间段里，雌性激素是24小时等量分泌的，所以这正是激发乳房脂肪囤积增厚的最佳时机，此时多喝丰胸汤水就会取得非常好的效果。

丰胸汤水坚持喝，慢慢变为"挺"美人

既然在对的时间段里喝丰胸汤水效果最好，那我们就从现在开始，每天坚持喝一碗吧！

木瓜猪骨花生汤

原料 青木瓜50克，花生30克，猪骨300克，红枣5枚，生姜、盐各适量。

做法 将木瓜去皮、籽后切小块；花生、红枣分别洗净，红枣去核；猪骨洗净、过水，与其他原料一起放入锅中，加入适量清水，大火煮沸后，转小火煮3小时，最后加盐调味即可。

用法 每日1剂，可分数次喝完，最好在最佳的丰胸时间里喝此汤。

刺激雌激素分泌，促进乳腺发育，使胸部丰满。

猪尾凤爪香菇汤

原料 猪尾2只，鲜鸡爪3只，干香菇3朵，姜片、盐各适量。

做法 将猪尾切块，放入沸水中余烫，捞出备用；鸡爪洗净，对切；香菇用温水泡发，洗净，切半，然后与猪尾、鸡爪、姜片一起放入锅中，大火煮沸后，转小火煮1小时，最后加入盐调味即可。

用法 每日1剂，可分数次喝完，并且最好在最佳的丰胸时间里喝。

猪尾和鸡爪都含有丰富的蛋白质和胶质，对丰胸很有助益。

特殊时期特殊对待，月经来了这样喝

月经如期而至，是女性年轻健康的标志。但是，每当"好朋友"来了之后，很多女性会感到非常疲劳，消化功能减弱，食欲也不好；心情烦躁，容易发脾气；面色也变得苍白、粗糙，没有光泽了；有些女性还会出现痛经。这些都让女性朋友非常烦恼，甚至是痛苦，其实，要缓解这些症状也并不难，只要分清情况选对方法补对水，一切问题都能迎刃而解。

💧 痛经有虚实之分，喝对就能变轻松

很多女性都有过痛经的经历，症状轻的一两天就过去了，严重的整个经期都肚子痛、小腹坠胀、腰酸、腿酸胀，那滋味儿着实不好受。虽然每个人痛经的症状不完全相同，但基本上可分为两种：虚证痛经和实证痛经，我们只要知道自己是哪种痛经，有针对性地喝一些调养汤粥，就能有效地缓解痛经症状，甚至从根本上治好痛经，让我

们的经期从此变得轻轻松松。

●虚证痛经：经期或经后小腹隐隐作痛、喜揉喜按、月经量少、色淡质稀，多是由于气血虚弱或肝肾亏损所致，调养时应以补气养血或滋补肝肾为主，比如黑豆紫米粥。

黑豆紫米粥

原料 黑豆50克、紫米100克。

做法 黑豆、紫米分别洗净，用清水浸泡3~5小时，然后连水带米豆一起倒入锅中，大火煮沸后，转小火熬煮至豆烂米稠即可。

用法 每日1剂，可做早、晚餐食用。

功效

健脾补肾，益气养血。用于虚证痛经。

注意

黑豆不易消化，所以肠胃功能不良的女性不宜多吃。

●实证痛经：经前或经期小腹胀痛、拒按、经血色黯、有血块，多是由于气滞血瘀或受寒导致气血运行不畅造成的，调养时应以祛瘀止痛为主，可多吃些糯米、栗子、红糖、生姜等温经散寒的食物，以及黑米、黑豆、红枣、桃仁、山楂、荞麦等行气活血的食物。比如姜枣红糖水或益母红枣汤。

姜枣红糖水

原料 干姜10克，红枣、红糖各30克。

做法 将干姜洗净，切片；红枣洗净，去核，二者与红糖一起放入锅中，加入适量清水，大火煮沸后，转小火煎煮20分钟即可。

用法 晾至温热时饮用，每日早晚各1次。

功效

温经散寒，缓急止痛。用于受寒所致的痛经。

注意

干姜辛热，因此阴虚火旺、胃热、胃溃疡等患者不宜饮用。

益母红枣汤

原料 益母草、红糖各10克，红枣20枚。

做法 将红枣洗净、去核，益母草洗净，与红糖益气放入锅中，加入适量清水，大火煮沸后，转小火煮至红枣熟烂即可。

用法 每天早、晚各服1次。

功效

温经养血，祛瘀止痛。用于气滞血瘀所致的痛经。

注意

益母草性凉，多吃易伤脾胃，故不宜长期服用。

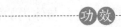

每天一碗补水美颜汤，经期照样很漂亮

对大多数女性来讲，经期除了会有各种不舒服的症状，同时还会伴随一些容颜问题。比如平时皮肤润滑有光泽，但一到经期就会变得暗淡无光、毛孔粗糙、眼圈发黑，有的还出现暗疮，看上去好像变了一个人，令人十分苦恼。其实，这是由于体内激素的变化和失血导致的，我们只要注意补水工作，经期里照样可以做一个漂亮女人。

黑木耳红枣汤

 原料 黑木耳15克，红枣20枚。

 做法 将黑木耳洗净去梗，撕成小朵；红枣去核、洗净；二者一起放入锅中，加入适量清水，大火煮沸后，转小火煮20分钟即可饮用。

 用法 每日1次，吃木耳、红枣喝汤。

------ 功效 ------

补中益气，养血驻颜。适用于月经过多、贫血、面色苍白及身体虚弱者。

三红汤

 原料 红枣7枚，红豆50克，花生红衣适量。

 做法 将红豆洗净，放入清水中浸泡3~4小时；红枣洗净、去核；将三者一起放入锅中，加入适量清水，大火煮沸后，转小火熬煮至红豆熟烂，可加适量红糖调味。

 用法 每日1次。

------ 功效 ------

补脾生血，有助于改善女性经期失血多所致的身体虚弱、头晕眼花、面容苍白、皮肤粗糙等症。

🔵 经期女性最忌讳的饮食

女性朋友在经期里，只要补水方法得当，就能使调经养血与美容养颜同时进行，但是也要适当控制饮食，尤其是下面这几类饮食是最忌讳的：

●生冷寒凉的食物，如各种冷饮及西瓜、香蕉。因为血遇寒则凝，吃太多寒凉食物会加重痛经。另外，汽水等饮料中含有磷酸盐，它会与体内的铁发生化学反应，阻碍铁的吸收，导致或加重经期贫血。

●酸性食物，如醋、山楂、草莓、酸枣、杨梅等，因为酸能收敛，容易使经血涩滞，不利于经血的畅行和排出。

●刺激性饮品，如酒、咖啡等。因为酒、咖啡中所含的酒精或咖啡因，容易刺激神经和心血管，会对行经产生不利影响。

●绿茶。绿茶的鞣酸，会影响经期女性对铁质的吸收，不利于补血。

孕妈妈喝水有讲究，你喝对了吗

前面第六章我们已经讲过，水对于胎宝宝的重要性，所以，女性怀孕后，必须要及时补充水分，并且要补充足够的水分，才能维持正常的新陈代谢，既保证胎儿的正常发育，又能维持母体的健康。但是，孕期喝水不是随便怎么喝都行，而是有讲究的。本小节就孕妈妈该怎样喝水，给予详细解读。

孕妈妈怎么喝水最健康

对于孕妈妈来说，喝水是孕期饮食的一个重要组成部分，那么，孕妈妈们到底要怎么喝水才对自己和胎儿最好呢？下面我们就通过几个问答的形式来详细回答这个问题。

问题1 孕妈妈喝什么水最好？

答 白开水，就是烧开后自然冷却的自来水。白开水中含有许多人体必需的微量元素和矿物质，且更容易被人体吸收，进入血液循环，促进新陈代谢。因此，白开水是最适宜孕妈妈喝的饮品。

问题2 孕妈妈每天喝多少水最合适？

答 孕早期和中期，每天需要喝水2000毫升以上；孕晚期，每天喝水不大于1000毫升。喝得少了，体内就会缺水，使血液浓缩，循环变缓，血液中代谢废物的浓度也相应升高，对胎儿的新陈代谢非常不利，此外，喝水少还容易引起泌尿系统感染和便秘，对孕妇的皮肤护理和养颜也不利。而喝得太多，则会加重孕妇的肾脏负担，尤其到了怀孕晚期，更应注意饮水量，以免加重妊娠水肿，导致妊娠高血压等疾病。

问题3 孕妈妈每天什么时间喝水最好？

答 早上起床后喝一杯水，能够补充睡眠中丢失的水分，利尿通便；餐后1小时喝一杯水，帮助消化；晚上临睡前1小时喝一杯水，以防止夜间缺水；日间活动或者工作中，每隔2小时喝一次水，每次200毫升。按照这个规律喝水，可以保证孕妈妈每天24小时都不会缺水。当然，这个喝水时间表也不是绝对的，孕妈妈的喝水量还要根据自己每天活动量的大小、饮食、体重的变化，以及气候、地理环境的变化等多种因素来灵活增减。

孕早期喝对了，既能对抗"害喜"，又能补充营养

做孕妈妈的感觉是无比幸福的，但也是非常辛苦的，尤其是有些孕妈妈在怀孕早期"害喜"非常严重，没有食欲，一闻到荤腥味就恶心反胃，甚至吃什么吐什么，可不吃又担心宝宝会缺乏营养，所以还得继续吃。关于孕吐的问题，我们在前面也说过，它和孕妇体内缺水有很大的关系，所以，对于孕早期有孕吐反应的孕妈妈来说，只要保证足够的水分摄入，就不用刻意吃什么高营养的食物，因为胎儿此时需要的营养并不多，母体本身储存的养分就足够满足早期胚胎的营养需求。补水的途径除了喝白开水外，你还可以选择自己喜欢的食材，做成简单的汤或粥，既能缓解孕吐，增进食欲，补充孕吐损失掉的水分，还能确保胎宝宝的营养。

生姜甘蔗汁

原料 甘蔗1条，生姜10克。

做法 将甘蔗去皮、洗净、控干水，切成小条，放入榨汁机内榨成汁；生姜去皮，洗净后磨成蓉，挤出姜汁，然后与甘蔗汁一起放入碗中，隔水烫温即可。

用法 每次30毫升，每日3次。

润燥生津，和胃降逆止呕。适合孕早期轻度呕吐者。

燕麦南瓜粥

原料 大米50克，燕麦20克，小南瓜1个，盐适量。

做法 小南瓜洗净、削皮，切小块；洗净，与南瓜块一起放入锅中，加水煮粥，将熟时放入燕麦，再煮10分钟，加盐调味。

用法 每日1剂，可做早、晚食用。

缓解孕吐，补充营养，防便秘。

💧 孕晚期喝对了，能预防妊娠水肿

到了怀孕晚期，很多孕妈妈都会出现下肢水肿的现象，特别是工作时站着比较多的孕妈妈更为明显，用手指用力压脚面、小腿前面等地方时，一压一个坑，午后更明显。如果休息过后，水肿还不消退，且肿得比较严重，又没有其他症状，就属于妊娠水肿了。妊娠水肿是正常的生理现象，不会对胎宝宝造成不良影响，所以不必过度担心，也并不需要特别治疗，只要注意休息，多喝一些利水消肿汤就可以了。

这里为出现妊娠水肿的孕妈妈们推荐两款利水消肿汤，可使补水、消肿、滋补一步到位。

红豆鲤鱼汤

原料 赤小豆100克，鲤鱼1条，姜片、蒜瓣、陈皮、盐各适量。

做法 将红豆洗净，用清水浸泡3~4小时；陈皮洗净泡软，刮去内瓤；鲤鱼收拾干净，沥干水分，放入油锅中，用中小火煎至两面微黄，然后加入适量清水，放入红豆、姜片、蒜瓣、陈皮，大火煮沸后，转小火煲1小时，最后加盐调味即可。

用法 每日1剂，可做午、晚餐食用，7日为1个疗程。

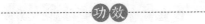

功效

健脾胃，利尿消肿。非常适宜妊娠水肿的孕妈妈食用。

海米冬瓜汤

原料 冬瓜300克，海米20克，植物油、盐、香菜末各适量。

做法 将冬瓜去皮、籽，洗净后切成1厘米左右的厚片；海米用温水泡软，洗净，控干水分，备用；锅置火上，烧热后倒入适量的植物油，油温烧至五成热时放入海米爆香，再放入冬瓜片和适量清水，大火煮沸后，转小火煮至冬瓜熟透，加少许盐调味，最后撒入香菜末即可。

用法 每日1剂，可做午、晚餐食用。

功效

既可缓解孕期水肿，又可补充钙质。

奶水不足，你会喝什么

对新生宝宝来说，母乳是最好的食物了，再好的配方奶粉也比不上母乳。可是，有些新妈妈在生产后乳汁很少，根本不够宝宝吃的；有些则是开始乳汁够吃，可宝宝刚过了满月，乳汁就少了，变得不够吃了；还有些新妈妈甚至从一开始就没有奶。奶水不足的问题让新妈妈烦恼不已，其实，只要不是生理有问题，一般都是足够宝宝吃的，那怎么才能让奶水充足呢？自然是要多补水了，用一些富含蛋白质和具有补养气血、通乳泌乳作用的食物做成营养丰富的汤，就能有效滋养新妈妈的身体，改善奶水不足的情况。

花生黄豆猪蹄汤

原料 花生、黄豆各60克，猪蹄2只，葱段、姜片各适量。

做法 将花生、黄豆分别洗净，浸泡5~7小时；猪蹄收拾干净，斩块，焯水，然后将三者一起放入锅中，加入足量的水和葱段、姜片，大火煮沸后撇去浮沫，用小火炖煮至猪蹄熟烂，汤变成奶白色即可。

用法 每天早晚各1次，每次1碗。

功效

猪蹄能滋阴养血，有助于促进乳汁的分泌；花生益气养血通乳；黄豆健脾宽中、益气养血。

鲫鱼汤

原料 鲫鱼1条，植物油、姜片、葱段、料酒各适量。

做法 将鲫鱼收拾干净，沥干水分；锅置火上，烧热后倒入适量植物油，油温三成热时放入鲫鱼，两面煎黄煎透，撒上料酒，放入姜片、葱段，再加入适量清水，大火煮沸后，转小火清炖40分钟，汤成白色即可。

用法 每天早晚各1次，每次1碗。

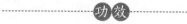功效

鲫鱼富含优质蛋白质，既能补脾开胃，益气通乳，又能起到美容养颜的作用。

更年期来了，喝什么最好

更年期是每个女性的一个必经阶段，是女性从中年跨入老年的过程，一般发生在45~55岁这个年龄段。女人到了更年期，身体上各方面都会出现衰老的迹象，而且在情绪上也极不稳定，脾气易暴，无端猜疑，让家人很难忍受，严重影响了正常的工作和生活。其实，更年期只是女性的一个正常的生理现象，只要注意养成有规律的生活习惯，保证充足的睡眠，多参加户外运动，解除思想负担，保持愉悦、乐观的心情，再搭配一些能缓解更年期症状的食疗方法，就能使更年期平稳地渡过。

补充雌激素的自制饮品

雌激素对女性来说尤其重要，它由卵巢分泌产生，是维系女人第二特征的重要因素，比如体态及乳房的丰满、月经按时来潮、皮肤柔嫩细腻等。女性到了更年期后，卵巢功能由旺盛状态开始逐渐衰退并到完全消失，在这个过程中，雌激素的分泌量不断减少，出现内分泌紊乱，各种更年期症状也相继出现，如烦躁、抑郁、容易发脾气、潮热汗出、盗汗、胸闷、气短、心悸、失眠、容颜衰老、乳房松弛、性欲下降等。几乎每个处于更年期的女性都会出现这些症状，只是程度不同罢了。所以，及时补充雌激素是缓解更年期这些不适症状的关键，而雌激素的最佳来源就是食物，如豆浆和当归葛根茶都不错。

豆浆

原料 黄豆50克。

做法 将黄豆洗净，放入清水中浸泡10小时，然后放入豆浆机中，加入适量清水，榨成豆浆即可饮用。

用法 每天150毫升。

功效

黄豆中含有植物雌激素——大豆异黄酮，能调节体内激素的平衡，缓解更年期的潮热症状。

当归葛根茶

原料 当归、葛根、甘草各10克。

做法 将三者分别洗净，一起放入杯中，用沸水冲泡，加盖闷10分钟即可饮用。

用法 每日1剂，代茶饮。

------功效------

双向调节雌激素，改善雌激素减少带来的各种更年期症状。

💧 每天一碗安神汤，更年期脏燥症状都能缓解

女性进入更年期后，除了身体出现衰老现象外，还会出现烦躁、失眠、多梦、潮热盗汗等症状，中医称为"脏燥"，是由于脏腑功能紊乱，神志不宁引起的，如果不注重调节保养就会对身体造成长期影响和损伤。

因此，那些认为"更年期总是会闹腾，熬一熬就过去了"的女性朋友们要提高警惕了，建议大家多喝一些具有养心安神作用的食物，如小麦、红枣、莲子、百合、酸枣仁等，用它们做成营养汤粥，既起到了补水作用，又对缓解更年期的脏燥症状很有帮助。

甘麦红枣汤

原料 小麦50克，甘草15克，红枣10个。

做法 将红枣洗净、掰开，小麦、甘草分别洗净，然后三者一起放入锅中，加入适量清水，大火煮沸后，用小火煎煮20分钟，滤渣取汁即可。

用法 每日1剂，每天早晚空腹各喝一碗。

------功效------

养心安神、和中缓急，非常适宜时常悲伤、抑郁、心中烦乱、情绪不稳定、睡眠不安的更年期女性调补食用。

莲子百合汤

原料 干莲子50克，干百合25克，冰糖适量。

做法 将莲子、百合分别洗净，泡软，莲子去皮，然后二者一起放入砂锅中，加入适量清水，大火煮沸，加入冰糖，转小火继续煮40分钟即可。

用法 每日1剂，每天早晚空腹各喝一碗。

缓解宿醉之苦，多喝水就可以

现在，经常喝酒的女性不在少数，其中一部分人是喜欢喝酒，不喝难受，吃不下饭，睡不着觉，还有一部分人是为了交际或应酬，不得不喝酒。可是，酒后的第二天，往往会出现各种难受、不舒服的症状，比如身体像灌了铅似的沉重、喉咙干哑、口渴、头痛、恶心、呕吐、消化不良，等等。

这些症状可以用一个词来概括——宿醉。

宿醉的症状和程度因人而异，但一般而言，酒精饮用越多，宿醉就越严重；饮用同样数量的酒精，女性的宿醉症状比男性更严重，一是因为女性体重较轻，二是因为女性体内含有较少的乙醛脱氢酶和谷胱甘肽，这两种物质都是分解酒精的必须物质，因此导致女性往往需要较长时间来分解酒精，宿醉的症状也就更加严重。所以，在酒桌上，女性最好不要与男性拼酒，在醉酒后，要及时补充水分，以缓解宿醉症状。

宿醉缘由：酒后身体缺水导致

为什么酒后会出现这些宿醉症状呢？原因就是酒精使体内的细胞脱水了。有人可能会说，酒中就有很多水，要不为什么人喝多了酒会一趟一趟跑厕所？不就是因为摄入过多的水分导致的吗？错，酒后尿多不是因为体内水分过多，而是因为人体内有一种调节水分的激素——后叶加压素，人在喝酒后，这种激素的生成会受到酒精的抑制，这样一来，肾脏会将水直接输送到膀胱作为尿排出体外，而不是重新吸收到体内。这就是喝酒者要经常跑厕所的原因。

有研究表明，一个人如果喝了250毫升酒的话，那排出的水会达到800~1000毫升，相当于摄入水分的3~4倍，也就是说，喝酒多不但不能补充水分，反而容易使体内的细胞脱水，诱发口渴、头疼、消化不良等症状，进而导致恶心、呕吐、手抖、无力等宿醉症状。所以，要想预防或缓解宿醉症状，最关键的就是要多喝水。避免酒后缺水的喝水法：

●喝酒前喝一杯牛奶。空腹时酒精吸收快，容易喝醉，而且空腹喝酒会损伤胃黏膜，如果在喝酒前喝一杯牛奶的话，牛奶中不易消化的脂肪有助于延长酒精在体内的吸收时间，减少水分的流失，同时还能保护胃黏膜。

●喝过酒后，及时多喝水，以补充体内流失的水分。也可以多喝些果汁或者蜂蜜水，果汁和蜂蜜中都含有果糖，能够加速酒精的代谢，减少水分的流失。

●睡醒后，再次补水，有助缓解脱水引起的不适。

缓解宿醉之苦，这样喝就可以

一般情况下，宿醉的症状持续不超过36小时。可有过醉酒经验的女性都知道，宿醉实在是一件很痛苦的事，要多难受有多难受。所以，这里为大家推荐几款醒酒汤水，在酒后的第二天早上喝两碗，对醒酒和减少酒后不适很有效。

豆芽汤

原料 黄豆芽100克，姜片、葱花、香菜、盐、白胡椒粉各适量。

做法 将黄豆芽择去老根，洗净沥干；锅置火上，加入适量清水，烧开后放入黄豆芽、姜片，用小火煮至豆芽熟后，撒入盐、白胡椒粉，续煮2分钟，最后撒上葱花、香菜即可。

用法 宿醉后食用，吃豆芽喝汤即可。

------功效------

豆芽中富含维生素C，能促进酒精分解；其B族维生素能协助肝脏解毒，起到保护肝脏的作用。

芹菜汁

原料 鲜芹菜1000克，白糖适量。

做法 将芹菜洗净、切碎，然后放入榨汁机中榨成汁，加白糖调匀即可。

用法 饮酒前、后服用，每次150毫升。

------功效------

解酒醒醉。对酒后头痛、脑胀、脸红有特效。

女性贫血很常见，怎么喝最补血

贫血是女性常见的一种疾病，是指血液中血红蛋白的数量减少，血红素不足。轻度的贫血无明显症状，等出现头晕、耳鸣、失眠、健忘、记忆力减退、食欲减退、面色苍白等症状时，往往都已经是中度贫血了，如果是重度贫血的话，就会出现水肿、毛发干枯的症状了。改善贫血最有效、最安全的办法就是食补，那要怎么喝才最补血呢？

缺铁性贫血这样喝，补铁效果最好

导致贫血的原因有很多种，缺铁性贫血是最常见的原因。我们知道，血液中的氧必需由血红素携带才能送往全身各个部位，而铁是血红素中相当重要的成分。所以，如果体内缺铁的话，就会导致血红素不足。所以，这类贫血的女性，就应多吃一些富含铁的食物，而食物中的铁又分为两种：一种是血红素铁，主要存在于动物性食品中，如猪瘦肉、牛肉、动物血、动物肝脏等；另一种是非血红素铁，主要存在于植物性食品中，如菠菜、荠菜等。相比之下，血红素铁更容易被人体消化、吸收，所以，补铁应该以动物性食品为主。用这些食材做成营养美味的汤粥，既补血又补水，一举两得。

菠菜鸡蛋汤

原料 鲜菠菜250克，鸡蛋1个，盐、香油各适量。

做法 将菠菜洗净，放入沸水中焯一下，捞出切段；鸡蛋打入碗内，搅散；锅置火上，加入适量清水，大火煮沸后，放入菠菜，倒入搅好的鸡蛋，煮沸后放入盐、香油调味即可。

用法 每日1剂，喝汤吃菠菜、蛋花，可常服。

功效

滋阴润燥，补血活血。不仅可有效改善贫血，还能通肠导便。

猪血大米粥

原料 猪血、大米各100克，水发腐竹40克，葱末、酱油、盐、胡椒粉各适量。

做法 将猪血切条，焯水；水发腐竹洗净，切段；大米淘洗干净，放入锅中，加入适量清水，大火煮沸后，转小火煮15分钟后放入腐竹，煮至粥将熟时放入猪血，煮熟后放入盐、酱油、葱末、胡椒粉调味，搅匀即可。

用法 每日1剂，可做早晚餐食用。

------功效------

生血补血，可有效改善因贫血而导致的面色苍白。

改善气血不足型贫血，补气养血是根本

女性容易贫血的原因，除了刚才说的缺铁之外，还与女性本身的生理特点有很大的关系。女性以血为用，月经、白带、怀孕、分娩、哺乳等这些特殊的生理过程，都会让女性消耗掉非常多的阴血，如果平时再不注意保养的话，就很容易导致气血不足或亏虚，进而诱发贫血。对这类贫血的女性，就应多吃具有补气养血作用的食物，如红豆、花生、山药、大米、小米、黑米、紫米、红枣、红薯等，这里为大家推荐一款能益气养血的食疗汤粥。

黑米鸡肉汤

原料 黑米100克，鸡肉500克，盐、香油各适量。

做法 将黑米淘洗干净，用清水浸泡3~4小时；鸡肉洗净，切小块，与黑米一起放入大碗中，加入适量清水，上锅隔水蒸炖，待鸡肉和黑米熟烂后，加香油、盐调味即可。

用法 每日1剂，可做午、晚餐食用。

------功效------

补虚益气，养血活血。对久病体虚、气血双亏、营养不良的贫血患者有很好的食疗功效。

------注意------

黑米属于糯米类，比较黏滞，不易消化，所以脾胃虚弱、消化不良、大便秘结及易上火者不宜多食。

青春痘缠绵反复，会喝就能去根儿

青春痘问题是一直很多女性的烦恼，本来白净光滑的脸上，突然长出了痘痘，皮肤变得粗糙又难看，虽然用尽了办法，痘痘消失了，可没过几天新痘痘又长出来了，就这样缠绵反复。更重要的是，痘痘一旦处理不好，就会留下难以治愈的痘印痘痕。这可怎么办呢？其实，青春痘并不只是皮肤问题，更是身体内部的问题，比如湿热、毒素等的瘀积。所以，治愈青春痘的根本就是用饮食内调，让补水、祛痘一步完成。

薏米绿豆山楂汤

原料 薏米、绿豆各25克，山楂10克。

做法 将薏米、绿豆分别洗净，一起放入锅中，加入适量清水，放入清水中浸泡2~3小时，然后加入山楂，大火煮沸，滚几分钟后关火，不要揭盖，闷15分钟即可盛出。

用法 每日1剂，代茶饮。

功效

清热利湿，健脾开胃。适宜油性皮肤、长痘、食欲不振的女性食用。

枸杞消炎粥

原料 枸杞子30克，白鸽肉、大米各100克，盐、鸡精、香油各适量。

做法 将白鸽肉洗净，打成肉泥；枸杞子、大米洗净，和鸽肉泥一起放入砂锅中，加水，大火煮沸后，转小火煨至粥熟烂，再放入盐、鸡精、香油调味即可。

用法 每日1剂，可做早、晚餐食用，以5~8剂为1个疗程。

功效

养阴润肤、托毒排邪。适用于皮肤有感染、脸生粉刺的女性。

冬天手脚冰冷，驱寒茶汤可暖身

一到冬天，就感觉全身发冷，尤其是手脚，总是冰凉冰凉的，有时感觉都不是自己的了，晚上即使盖上棉被，手脚也很长时间暖和不过来，难以入睡。这是怎么回事呢？造成这种现象的原因比较多，如末梢循环不好、人体的阳气不足、气血两虚等。手脚冰凉对女性健康有较大的危害，如不及时加以调养，往往会导致精神不佳、月经减少、行经不畅、月经不调，甚至不孕。所以，当冬季来临时，我们可根据自身的情况自制一些驱寒暖身、调养气血、温补脾肾的茶饮或汤粥，每天坚持喝一些就能使手脚不再冰凉，温暖舒适过寒冬。

一杯暖身茶饮，促进血液循环寒自去

冬天寒冷的天气会使人体的血管收缩，血液回流能力减弱，使得手脚特别是指尖等肢体末端部位的血液循环不畅，也就是人们常说的"末梢循环不良"，所以会出现手脚冰凉的现象。对这种单纯因为寒冷引起的手脚冰凉，建议大家在注意保暖、多运动的同时，多喝一些暖身的茶饮，对促进血液回流，缓解手脚冰凉很有帮助。

姜汁甜牛奶

原料 鲜牛奶200毫升，生姜汁1汤匙，白糖适量。

做法 将鲜牛奶、生姜汁、白糖一起放入容器内，上锅隔水蒸15分钟即可。

用法 每日1杯，趁热饮用。

功效

益脾和胃，温中驱寒，回阳通脉。适宜冬季手脚容易冰凉的女性饮用。

注意

生姜辛温，因此阴虚内热、内火偏盛、目疾、痈疮、痔疮、肝炎、糖尿病及干燥综合征者及孕妇均不宜饮用。

柠檬姜枣茶

原料 柠檬片3片，生姜2片，红枣10枚。

做法 将红枣洗净、去核，切成细丝，与柠檬片、姜片一起放入保温杯中，用沸水冲泡，加盖闷5分钟即可。

用法 每日1杯，趁热饮用。

功效

驱寒暖身，促进食欲，美白养颜，预防感冒。尤其适宜冬季手脚冰凉、食欲不振的女性饮用。

注意

阴虚内热、内火偏盛、目疾、痈疮、痔疮、肝炎、糖尿病及干燥综合征者及孕妇均不宜饮用。

女性最易气血虚，手脚冰凉这样喝可补气血

气血不足也是引起女性手脚冰凉的一个重要原因，特别是女性在经期、孕期、产后等特殊生理时期，耗伤的气血较多，更容易引起手脚冰凉。

此外，当女性气血两虚时，还会有头晕眼花、神疲乏力、气短懒言、失眠健忘、面色萎黄、月经稀少、唇甲苍白等症状。所以，对于这种类型的手脚冰凉，就要以气血双补为主，多喝一些具有益气养血作用的汤粥，就能从根本上治愈手脚冰凉。

红枣桂圆粥

原料 红枣15枚，桂圆肉20克，糯米100克，红糖10克。

做法 糯米淘洗干净，用清水浸泡2~3小时；桂圆肉、红枣分别洗净，红枣最好去核，然后将二者与泡好的糯米一起放入锅中，加入适量清水，大火煮沸后，转小火熬煮成粥，最后加红糖调味即可。

用法 滋补气血。适宜体虚、乏力的贫血患者。

功效

糯米比较黏滞，不易消化，红枣、桂圆性质甘温，易上火，所以感冒发热、脾胃虚弱、脘腹胀满、消化不良、便秘、牙痛、糖尿病、湿热重及易上火者应少食或不食。

乌鸡四物汤

原料 乌骨鸡1只，当归10克，川芎8克，熟地、白芍各12克，枸杞子10克，红枣5枚，姜片、葱段、盐各适量。

做法 将当归、川芎、白芍、熟地分别洗净，放入布袋中，扎好；乌鸡收拾干净，切块，放入沸水中焯去血水，捞出后与药包、姜片、葱段一起放入砂锅中，加入适量清水，大火煮沸后，转小火炖2小时，加入枸杞子、红枣，继续炖30分钟，最后加盐调味即可。

用法 每日1剂，吃肉喝汤。

------功效------

补气养血，滋养肝肾。对改善女性四肢冰凉、面色苍白等症状疗效显著。

每天一碗温阳汤粥，手脚温暖过寒冬

除了天气寒冷所致的末梢循环差、气血不足外，人体自身的阳气不足也是女性容易手脚冰凉的一个重要原因。阳气是生命之本，能够温煦身体。如果阳气不足，无法运达至手脚等肢体末端，就会出现怕冷、手脚冰凉等现象，尤其到了冬天更会手冷过肘、足冷过膝，同时还会伴有面色苍白、腰膝冷痛、体倦嗜卧、食欲下降、易腹泻或肢体水肿等虚寒症状。所以，这种体质的女性要想缓解手脚冰凉的症状，就要多吃一些能温补阳气的食物，如羊肉、栗子、核桃、黑米等，用这些食材做成营养汤粥，既能助阳散寒，还能补充水分。

当归生姜羊肉汤

原料 当归20克，生姜10克，羊肉500克，黄酒、食盐各适量。

做法 将当归洗净、浸软、切片；生姜洗净，切片；羊肉剔去筋膜，焯去血水，切片，然后与当归、生姜一起放入砂锅中，加入适量清水和黄酒，大火煮沸后撇去浮沫，转小火炖至羊肉熟烂，最后加盐调味即可。

用法 每日1剂，吃肉喝汤。

------功效------

益气补血，温中祛寒。可有效改善阳虚怕冷、手脚冰凉、小腹冷痛等症状。

要养颜先排毒，完美肌肤喝出来

水是最好的排毒载体，能稀释毒素，并通过体液循环将毒素排出体外。

养颜护肤是每个女性每天的必修课，从早上起床开始到晚上临睡前，清洁、补水、保湿、防晒……各项功课样样到位，可是，有的女性朋友却说，用了同样的方法，别人皮肤很好，细致柔嫩有光泽，我的皮肤却还是脸色枯黄、粗糙，还开始出现小斑点。为什么会有这么大的差别呢？原因就是你没有先排毒。

皮肤是人体重要的排毒器官，皮肤上的汗腺和皮脂腺，能够通过出汗等方式排除其他器官难以排出的毒素。打个比方，皮肤就像一个脏水池，如果不先过滤排毒就一味地注入清水，那展现出来的仍是一片浑浊。所以，只有先把身体内部的毒素排出去，才能让你真正健康、美丽。

测试：你的皮肤"中毒"有多深？

1.换季时经常皮肤瘙痒。

2.皮肤变得干燥，摸上去很粗糙。

3.皮肤抵抗力降低，很容易过敏。

4.坚持用眼霜，但眼袋、黑眼圈、细纹等眼部肌肤问题依然明显。

5.肤色不是很黑，但暗沉发黄，没有光泽。

6.天气转凉时，脸部的皮肤更容易出油。

测评：如果以上现象中你有4个以上，说明你的皮肤"中毒"已经比较严重了，要赶快着手排毒了。

🔵 喝水是最天然、简便的排毒法

排毒的方法有很多,如饮食排毒、运动排毒、泡澡排毒、按摩排毒等等,哪一种排毒效果最好呢?喝水排毒。水是最好的排毒载体,不仅可以稀释毒素,并且充足的水分会促进体液循环,从而把毒素带走,排出体外。

○一天中怎么喝水最排毒

●早上起床后:每天早上起床喝250毫升的白开水,就可以清除肠胃内积攒了一夜的垃圾和污染物。

●白天的工作间隙:即使白天的工作再忙,在工作的间隙,也要及时补充水分,既能提神,又能促进排尿,随时将毒素排出去。

●晚上临睡前:睡前喝一杯水,能有效防止夜间毒素的堆积。

总之,只要每天喝足2000毫升的水,就可以冲洗体内的毒素,所以说,喝水就是最天然、简便的排毒方法。

🔵 每天一杯排毒蔬果汁,肌肤洁净焕发光彩

排毒除了每天喝足够的水外,我们还可以多喝一些鲜榨蔬果汁。新鲜蔬菜中富含膳食纤维或叶绿素,能够促进肠道蠕动,并让毒性物质附着在纤维素或叶绿素上,随着大便排除体外,能有效减少毒性物质在肠内的堆积;而多吃新鲜水果则有助于将沉淀于细胞内的毒素溶解,并使之随尿液排出体外。把新鲜的蔬菜或水果榨成蔬果汁喝,补水排毒的效果会更好。只有把体内的毒素打扫干净,肌肤才能重新焕发光彩。

注意啦!

新鲜蔬菜和水果中的营养物质对溶解和排出体内毒素非常有帮助,因此,多喝新鲜蔬果汁就能排毒养颜。

五星级排毒养颜蔬果汁大盘点

No.1
黄瓜汁 排毒指数 ★★★★★

＊养颜利器：黄瓜酶、维生素C、维生素E、膳食纤维、丙醇二酸。

＊适宜肤质：皮肤较黑、干性和敏感性肤质。

No.2
胡萝卜汁 排毒指数 ★★★★★

＊养颜利器：β－胡萝卜素、植物纤维、果胶、维生素A、维生素E。

＊适宜肤质：干燥、粗糙、有斑的肤质。

No.3
番茄汁 排毒指数 ★★★★★

＊养颜利器：维生素C、谷胱甘肽、番茄红素、果胶、苹果酸、柠檬酸等弱酸性的成分。

＊适宜肤质：细纹、有斑的肤质。

No.4
菠菜汁 排毒指数 ★★★★★

＊养颜利器：植物粗纤维、胡萝卜素、叶绿素、铁、维生素C。

＊适宜肤质：松弛、老化、有斑、细纹肤质。

No.5
草莓汁 排毒指数 ★★★★★

＊养颜利器：维生素、鞣酸、苹果酸、果胶、纤维素、胺类物质。

＊适宜肤质：肌肤松弛、面疱、粉刺肤质。

No.6
苹果汁 排毒指数 ★★★★★

＊养颜利器：纤维素、果胶、维生素C、维生素E、铁、磷、锌。

＊适宜肤质：老化、干燥、无光泽肤质。

No.7
葡萄汁 排毒指数 ★★★★★

＊养颜利器：前花青素、多酚、维生素E、葡萄糖、维生素C。

＊适宜肤质：松弛、老化、苍白肤质。

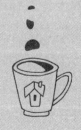

失眠很痛苦，喝水来帮忙

失眠是一件很折磨人、很痛苦的事情，只有经历过的人才能体会。失眠的人第二天往往会出现头晕、头痛、精神不振、反应迟钝、体倦乏力、心烦懊恼等症状，皮肤也很差，对工作、生活和健康的影响都非常大。

那失眠了怎么办呢？吃安眠药绝对不是一个好办法，因为安眠药只是一种临时的辅助治疗方法，如果长期应用同一类安眠药，很容易造成药物依赖和耐药。其实，根本不用吃药，喝水就能帮忙。

💧 睡前一杯安神茶，让你轻松入睡不失眠

良好的睡眠对女性来说至关重要，除了能保证旺盛的精力和健康的身体，还能美容养颜。但是越来越多的女性已经忘记了美美睡一觉的滋味了，不过，没关系，这里为大家推荐几款安神茶，晚上临睡前1小时喝1碗，既能防止夜间缺水，还能让你轻松入睡，一夜好眠。

酸枣仁茶

原料 炒酸枣仁15~20克，白糖适量。

做法 酸枣仁捣碎，与白糖调和后，一起放入保温杯中，用沸水冲泡，加盖闷15~20分钟即可。

用法 每日1剂，临睡前服。

------ 功效 ------

宁心安神，补肝，敛汗。适宜惊悸多梦、体虚多汗者饮用。

柏子仁茶

原料 柏子仁5克。

做法 将柏子仁捣碎，放入保温杯中，用沸水冲泡，加盖闷15分钟即可。

用法 每日1剂，睡前服。

------ 功效 ------

养心安神，益智，通便。适合头昏目眩、唇甲色淡、惊悸、盗汗、便秘等患者服用。

每天一碗助眠汤粥，改善失眠好帮手

长期失眠的患者，很容易出现记忆力减退、注意力不集中、易怒、暴躁、情绪不稳定等情况。所以，如果你出现了失眠问题，就一定要尽早解决。当然，要想改善失眠症状，拥有一个好睡眠，除了喝中药茶饮外，还可以选一些具有安神、助眠作用的食物，如莲子、百合、桂圆、小米、红枣、红豆等，用它们熬煮成美味可口的汤粥，每天喝一碗，对促进睡眠，缓解失眠也很有帮助。

小米红枣粥

原料 小米100克，红枣5枚，白糖适量。

做法 将小米淘洗干净，红枣洗净、去核，与小米一起放入锅中，加入适量清水，大火煮沸后，转小火煮至米烂粥稠，最后加白糖调味即可。

用法 每日1次，可当作晚餐食用。

—— 功效 ——

除烦止渴、安神助眠，可有效改善心烦气躁、睡眠质量差等失眠症状。

注意

气滞者忌食；身体虚寒、小便清长者应少食。

桂圆银耳莲子汤

原料 桂圆、银耳各50克，莲子15颗，冰糖适量。

做法 将莲子、银耳分别泡发，洗净，银耳撕成小片；桂圆肉用温水浸泡5分钟，洗净备用；将桂圆、银耳、莲子一起放入砂锅中，加入适量清水，大火煮沸后加入冰糖，转小火继续炖煮1.5小时即可。

用法 每日1剂，可做午晚餐食用。

—— 功效 ——

养心安神，健脾补肾，适宜中老年女性、失眠或熬夜者服用。

注意

上火发炎者忌食；孕妇少食。

皮肤易过敏不用愁，喝对就能抗过敏

有些女性的皮肤特别容易过敏，一些习以为常的东西，像药物、食物、气味、花粉，以及季节交替、气候变化等，都可能会引起她们的皮肤干燥、瘙痒，面部潮红、红斑，细小鳞屑等过敏反应，这种敏感性皮肤在用化妆品后，不适感会加重，有的甚至不能耐受任何护肤品。

所以，她们根本无法像正常人一样随意地护肤、化妆、工作和生活，这让她们烦恼不已。

对皮肤敏感的女性来说，除了要尽可能地避开过敏原外，还可以通过饮食调养来改善过敏肤质。

中医认为，易过敏的人正气亏虚，所以，用一些能扶正气、抗过敏的食物做成营养汤粥，如黑米、糙米、红枣、泥鳅、山药、糯米等，既能补水，缓解皮肤干燥不适的症状，还能增强身体的体抗力，从根本上减少过敏反应的发生。

胡萝卜粥

原料 胡萝卜1根，大米100克，葱姜末、陈皮、盐、胡椒粉、香菜末、香油各适量。

做法 将胡萝卜洗净、去皮、切丝；大米、陈皮分别洗净；锅置火上，加入适量清水，放入大米，大火煮沸后，转小火煮20分钟，放入陈皮、胡萝卜丝、葱姜末继续煮至米烂粥熟，放入盐、胡椒粉调味，起锅时撒上香菜、香油即可。

用法 每日1剂，可早、晚餐服食或作午后点心。

------ 功效 ------

胡萝卜中富含 β - 胡萝卜素、维生素C，能有效预防花粉过敏症、过敏性皮炎等过敏反应。

注意

脾胃虚寒者少食。

加班疲惫不堪，喝杯提神水

现代女性往往面临着很大的工作压力，加班熬夜也就成了家常便饭。可是，经常加班熬夜带给女性的不仅仅是皮肤粗糙、脸色偏黄、黑斑、青春痘、黑眼圈等皮肤问题，更重要的是身心的疲惫感，眼睛疲劳、失眠、健忘、易怒、焦虑不安、免疫功能下降等亚健康症状，都可能会随着长期的加班熬夜而找上你。所以，如果你工作繁忙，总加班的话，不妨时常喝一些能缓解疲劳、提神养颜的汤水，对护肤保健都很有帮助。

薄荷茶

原料 薄荷叶5~10片，冰糖适量。

做法 将薄荷叶用冷水洗净，放入茶杯中，用沸水冲泡，加盖闷15~20分钟直到药香散出，放凉后加入冰糖调味即可。

用法 加班或感到精神不济时饮用。

薄荷性味辛凉，含有挥发油，可提神醒脑、缓解压力、恢复体力；其独特的薄荷芳香，不仅能齿颊留香、口气清新，还有助于消除牙龈肿痛。

红枣大麦茶

原料 红枣10枚，大麦100克。

做法 将大麦洗净，晾干，放入炒锅中，用小火翻炒至大麦通体颜色呈灰褐色并伴有淡淡糊香味，出锅凉凉，装瓶备用；红枣洗净，去核；锅置火上，加入适量清水，放入红枣和3大匙炒好的大麦，大火煮沸后，转小火煮10分钟即可。

用法 每日1剂，可分2~3次喝完，熬夜后饮用。

益气补血，生津解渴。可有效改善加班熬夜所致的疲惫不堪、皮肤粗糙、面色暗黄等症。

参考文献

[1]张爱珍.医学营养学（第2版）[M].北京：人民卫生出版社，2003.

[2]（美）F.巴特曼.水是最好的药[M].长春：吉林文史出版社，2006.

[3]杨月欣.中国食物成分表2004[M].北京：北京大学医学出版社，2005.

[4]葛可佑.中国营养师培训教材[M].北京：人民卫生出版社，2005.